传染病防治科普读本

——肝炎、艾滋病、结核病、流感

主　编　邓存良

编　委　蒋玉凤　吴　刚　黄永茂　陈　文
　　　　盛云建　黄富礼　邹永胜　李　烨
　　　　李　芹　倪　艳　彭　颖　马琳坤
　　　　龚志伟　杨　晴　孙诗玉

U0364739

四川科学技术出版社

·成都·

图书在版编目（CIP）数据

传染病防治科普读本：肝炎、艾滋病、结核病、流感／邓存良主编. — 成都：四川科学技术出版社，2019.6（2021.1 重印）

ISBN 978 - 7 - 5364 - 9493 - 0

Ⅰ. ①传… Ⅱ. ①邓… Ⅲ. ①肝炎 - 传染病防治 - 普及读物②获得性免疫缺陷综合征 - 传染病防治 - 普及读物③结核病 - 传染病防治 - 普及读物④流行性感冒 - 传染病防治 - 普及读物 Ⅳ. ①R575.1 - 49②512.91 - 49③R52 - 49④R511.7 - 49

中国版本图书馆 CIP 数据核字（2019）第 122981 号

传染病防治科普读本——肝炎、艾滋病、结核病、流感

邓存良　主编

出 品 人	程佳月
责任编辑	吴晓琳　戴　玲
责任出版	欧晓春
出版发行	四川科学技术出版社
	地址：成都市槐树街 2 号　邮政编码：610031
	官方微博：http://e.weibo.com/sckjcbs
	官方微信公众号：sckjcbs
	传真：028 - 87734035
成品尺寸	130mm×185mm
	印张 5.75　字数 125 千字
印　　刷	成都蜀通印务有限责任公司
版　　次	2019 年 6 月第 1 版
印　　次	2021 年 1 月第 6 次印刷
定　　价	20.00 元

ISBN 978 - 7 - 5364 - 9493 - 0

■版权所有　翻印必究■

（图书如出现印装质量问题，请寄回印刷厂调换）

前　言

　　传染病是由各种病原体引起的能在人与人、人与动物或动物与动物之间相互传播的一类疾病。历史上出现过多次传染病的大流行，每一次大流行无一例外对人类社会造成了重大伤害。中华人民共和国成立以前，由于卫生条件落后，医疗水平和民众认知水平低下，相关意识严重不足等多方面原因，导致血吸虫病、疟疾等传染病在我国广泛传播，对人民健康造成了极大损害。中华人民共和国成立以后，在国家"预防为主"的卫生方针指引下，走防治结合、分类管理、依靠科学、依靠群众的路线，不断提高民众防护意识，加强围生期保健工作，增加免疫接种覆盖率等，我国在传染病预防方面取得了举世瞩目的成就。

　　目前传染病在一定区域仍有流行，特别是病毒性肝炎、结核病、艾滋病、流行性感冒等，但人民群众对传染病防治知识了解较少。一旦传染病发生时，我们的防治方案仍以医务人员为主体。而传染病的流行病学特征决定了广大人民群众在防控传染病中的重要作用。面对传染病发生时，不具备医学常识的普通群众，或患病而不自知，或知而不治，或治而不彻底，从而导致了传染病的传播，甚至暴发流行。因此，针对普通民众进行传染病基本知识的科普宣传、教育，对传染病的防控将起到事半功倍的作用。

伴随着人们生活水平的逐步提高，生活方式发生了巨大转变，出游常态化、居家宠物化、生活多元化，但对传染病的警惕性却弱化，这些都是造成常见传染病流行的隐患。正确认识传染病，掌握一定的防控知识，阻断传染病的传播途径，才能保护自己和家人的安全。做好自己及家人对传染病的防护是对整个社会控制传染病流行的重要贡献。基于此目的，我们编写了大众科普读物《传染病防治科普读本——肝炎、艾滋病、结核病、流感》一书。

本书以一问一答的形式，对病毒性肝炎、艾滋病、结核病、流行性感冒四大常见传染病的发病机制、临床表现、传播特点、治疗要点、预防措施等进行了详细的阐述，除此之外还从日常生活出发，介绍了传染病的实用防治策略。其特点是：首先提出大众最关心的问题，并用通俗易懂的语言一一为之详细解答。希望读者通过阅读此书，能够对传染病的基本知识有一定的了解，提高相关意识，并利用科学的知识保护好自己与家人。

在本书编写过程中，西南医科大学及其附属医院的领导给予了大力支持，各位编委付出了辛勤的劳动，在此表示诚挚的感谢。由于时间仓促以及编写人员的水平所限，书中难免有错误及不足之处，恳请广大读者不吝赐教。

编　者

2018. 11. 11 于泸州

目 录

第一章　肝　炎 ························· 1

　第一节　健康的肝脏和患病的肝脏 ············· 1

　第二节　病毒性肝炎基本知识 ··············· 3

　第三节　甲型肝炎 ···················· 9

　第四节　乙型肝炎 ···················· 13

　第五节　丙型肝炎 ···················· 34

　第六节　丁型肝炎 ···················· 46

　第七节　戊型肝炎 ···················· 48

第二章　艾滋病 ························· 54

　第一节　免疫相关知识 ·················· 54

　第二节　疾病概述 ···················· 56

　第三节　病原学、发病机制 ··············· 57

　第四节　流行病学 ···················· 59

　第五节　临床表现 ···················· 63

　第六节　实验室检测 ··················· 65

　第七节　艾滋病的诊断及治疗 ·············· 68

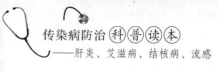

第八节　艾滋病的预防 ················· 78
第九节　艾滋病常见问题 ··············· 81

第三章　结核病 ····················· 89

第一节　疾病概述 ····················· 90
第二节　病原学 ······················· 91
第三节　流行病学 ····················· 93
第四节　临床表现、实验室检查 ········· 96
第五节　结核病的诊断及治疗 ·········· 103
第六节　结核病的预防 ················ 116
第七节　结核病常见问题 ·············· 119

第四章　流　感 ···················· 124

第一节　案例分析 ···················· 124
第二节　疾病概述 ···················· 127
第三节　病原学和流行病学 ············ 129
第四节　发病机制、临床表现 ·········· 140
第五节　流感的诊断及治疗 ············ 149
第六节　流感的预防 ·················· 159
第七节　疫情的发现报告 ·············· 171
第八节　流感与普通感冒、禽流感的区别 ····· 173

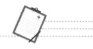

第一章　肝　炎

第一节　健康的肝脏和患病的肝脏

1. 你真的了解你的肝脏吗?

肝脏号称人体最大的消化腺,呈红褐色,成人肝脏平均重量在 1.2 ~ 1.5 kg,男性较女性重。肝脏好像一对"连体婴儿"一样。左叶右叶在一起呈楔形,多隐藏在肋骨下(一般成人是摸不到肝脏的,小孩和特别瘦长体型的人能摸到一点点儿),大部分位于右上腹,小部分位于左上腹。肝脏并不是安分地停留在肋骨后,而是会随着呼吸上下移动。

肝脏表面有一层致密的外衣,称为被膜,被膜表面大部分有浆膜覆盖。被膜深入肝内形成网格,将肝脏分为一个个肝小叶,它们是许多外貌、功能相似的"小工厂",是肝脏的基本单位,成人肝脏由 50 万 ~ 100 万个肝小叶组成。

2. 肝脏有哪些"邻居"你知道吗?

肝脏并不孤单,上下前后都有"邻居"挨着,上有厚厚的膈肌为它"遮风挡雨",下面胆囊窝内还躺着个胆囊,前

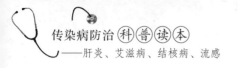

有腹肌、肋骨为它抵挡外界的撞击，后有腔静脉、主动脉。

3. 你了解肝脏里面的"公交隧道系统"吗?

肝脏内有复杂的管道网络，堪比公交隧道系统，它分为两大管道系统，一是 Glisson 系统，包括肝管、肝门静脉、肝固有动脉；二是肝静脉系统，包括肝左、中、右静脉。两套系统相互交叉，如同互相交叉的双手一般，将肝脏分为五叶八段。

4. 肝脏就只有"解毒"功能吗?

肝脏的功能并没有这么简单，总的来说有五大生理功能：①造血和储血功能：胎儿时期肝脏为造血器官，成人后一般不造血，其含血丰富，在人失血时能及时使用储备血进行一定程度的应急；②调节凝血功能：可以合成凝血所需的物质，在人受伤时及时使伤口不再出血；③解毒功能：人体代谢生成的毒性物质及食物中的有毒成分经过肝脏处理后形成无毒或毒性很低的物质排出体外；④红细胞破坏和胆红素排泄：肝脏能及时清除衰老及异常的红细胞，并排泄胆红素；⑤分泌功能：如制造胆汁，每天成人可产生 800 ~ 1 000 ml 胆汁，帮助消化食物。

5. 哪些坏习惯"伤肝"?

肝脏也不是铁打的，若养成以下坏习惯之一，足以让你的肝脏难受一阵，甚至导致慢性肝病。比如：过度饮酒、胡乱吃药、睡眠不足、整天抑郁、爱吃油腻食物、吸烟等，均是现代人所常见的坏习惯，可能有些人自以为年轻并没有觉得对身体有什么大的影响，但实则已对肝脏造成了一定的损伤了。

6. 肝炎究竟是个什么病?

肝炎是各种原因引起的肝脏炎症,有肝脏炎症的时候肝细胞会出现一些外形和功能的变化,在显微镜下可以见到,如变形、肿胀,甚至坏死。患有肝炎的人会出现一些消化系统症状,如恶心、想吐、吃东西没胃口、对油腻食物厌恶,尿颜色逐渐变深,呈浓茶的颜色,部分病人会出现眼白、皮肤发黄等,化验发现肝功能不正常。不同病因引起的肝炎的临床症状、病程长短、预后均有所不同。

7. 肝脏伤了还能恢复吗?

肝脏损伤能否恢复取决于损伤的严重程度,还有损伤是否持续存在,若损伤不太严重,损伤的肝细胞可通过自卫和代偿的机制,将被破坏的肝细胞等成分清除,同时能再长出新的肝细胞和其他细胞,恢复肝功能。外科切除正常肝脏1/3 后,一般 2~3 月能够恢复正常肝功能。

第二节 病毒性肝炎基本知识

1. 什么叫病毒性肝炎?

导致肝脏炎症的原因很多,如病毒、药物、细菌、酒精、寄生虫、毒物、代谢疾病等,其中由肝炎病毒引起的肝炎叫病毒性肝炎。我国的病毒性肝炎是特指由甲、乙、丙、丁、戊等肝炎病毒引起的肝脏炎症。

2. 病毒性肝炎包括哪些?

我国的病毒性肝炎包括甲型病毒性肝炎(简称甲肝)、乙型病毒性肝炎(简称乙肝)、丙型病毒性肝炎(简称丙

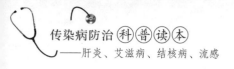

肝)、丁型病毒性肝炎（简称丁肝）、戊型病毒性肝炎（简称戊肝）。甲肝、戊肝多为急性肝炎，不会转化为慢性，治愈率较高，乙肝、丙肝、丁肝有转化为慢性的可能，可能出现反复进展。

3. 甲肝有什么特点？

甲肝是甲肝病毒感染所致，多见于儿童及青少年，临床表现多为疲倦无力，四肢发软，消化道症状（恶心、呕吐、食欲减退、腹痛、腹泻），发热，皮肤和眼白发黄。有时候表现类似感冒，绝大多数是急性过程，一般不转化为慢性，但少数可以迅速进展为重症甲肝。

4. 乙肝有什么特点？

乙肝是乙肝病毒感染所致，患者起病较为隐匿，成人感染乙肝病毒多可以痊愈，仅有少部分人会转化为慢性乙肝或者乙肝病毒携带者。而婴幼儿期或者母婴垂直传播的患者有很大部分（80% ~ 90%）会成为慢性乙肝或乙肝病毒携带者。

5. 丙肝有什么特点？

丙肝是丙肝病毒感染所致，起病更为隐匿，无症状的患者较多，潜伏期长，表现多和乙肝较为相似，更易进展为慢性肝炎、肝硬化、肝癌。

6. 丁肝有什么特点？

丁肝是丁肝病毒感染所致，丁肝病毒是一种缺陷性病毒，它单独是无法感染人体并致病的，必须和乙肝病毒联合感染或重叠感染而致病。其患者多病情较重，甚至发展为暴发性肝炎。

7.　戊肝有什么特点？

戊肝是戊肝病毒感染所致，常见于青壮年，临床表现和甲肝极为相似，一般不会慢性化，常引起大型暴发或流行。戊肝也可以不治疗自己好（称为自限性疾病）。老年人和孕妇感染后，容易发展为重症肝炎，病死率高。

8.　病毒性肝炎的传染源是什么？

甲肝、戊肝的传染源是含有甲肝、戊肝病毒的食物或水，也可以是由于接触了急性甲肝、戊肝患者和亚临床甲肝、戊肝病毒感染者（感染了病毒未发病者）而发病。乙型、丙型、丁型病毒的传染源包括：急、慢性肝炎患者和肝炎病毒携带者。

9.　病毒性肝炎是怎么人传人的？

甲型、戊肝的传播途径主要是粪—口途径（俗称病从口入），乙肝的传播途径主要包括三种：①母婴垂直传播，即妈妈在怀孕或生产时及生产后均可能传给小孩；②血液、体液传播，如输血、静脉吸毒、破损的皮肤黏膜接触到带有乙肝病毒的血液或体液；③性接触传播。其他传播途径如手术、拔牙、针灸、妇科检查等，但这些情况传播的可能性小。丙肝、丁肝的传播途径也与乙肝类似。

10.　所有的病毒性肝炎都会发展为肝硬化吗？

由于甲肝、戊肝多为急性病程，并不会转化为慢性，所以这些患者并不会出现肝硬化，而乙肝、丙肝、丁肝可进展为慢性，有发展为肝硬化的可能，并且其中二者重叠感染会

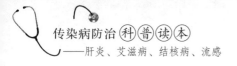

加快发展为肝硬化的速度。

11. 和病毒性肝炎患者一起进餐会被感染吗？

甲肝、戊肝病毒通过粪—口途径传播，因此应该杜绝与隔离期内的患者一起进食。乙肝、丙肝、丁肝病毒主要经过血液传播，消化道传播概率是比较小的，只要口腔无明显的伤口、溃疡，是可以与这些病毒感染的患者同桌进餐的。

12. 病毒性肝炎患者需要做哪些自我护理？

病毒性肝炎患者做一些自我护理是相对重要的，应该注意杜绝一切酒类饮品，注意休息，避免劳累，使用保健品或药物前应征得医生的同意；切莫擅自停药和换药；及时告知医生治疗过程中的不良反应，正确处理，坚持完成治疗疗程使疗效达到最佳。

13. 市面广告上很多治疗病毒性肝炎的中药，真的有效吗？

部分中药成分确实有保护肝细胞、降转氨酶的作用，但并没有抗肝炎病毒的效果；同时，肝脏作为人体的解毒器官，许多药物都需要在肝脏进行代谢，服用不明成分的中药除了会加重肝脏的负担外，甚至有可能加重病情导致肝衰竭，因此，在没有专业医师的建议下盲目听信虚假广告自行购买不明成分的中药治疗是不合适的。

14. 患病毒性肝炎除了皮肤、眼白黄，还有哪些信号？

患病毒性肝炎除了皮肤、眼白黄，还有下列信号：

（1）发热：多为低热，下午比上午更明显。

（2）胃口不好：腹部饱胀，甚至恶心、呕吐。

（3）乏力：四肢发软，沉重感，稍有活动或做事就感到疲倦。

（4）右上腹疼痛。

（5）出血倾向：如皮下出血，牙龈、鼻腔出血，解黑大便。

（6）性功能紊乱：男性可以出现性功能下降，乳房发育；女性可以出现月经不调、闭经等。

15. 哪些型肝炎危害较大？

乙肝、丙肝危害较大，据统计，我国有近 1 亿慢性乙肝病毒携带者，大约有 2 000 万人是慢性乙肝患者。这是严重的公共卫生问题，严重危害人民的健康。我国也是丙肝高发地区，约有 4 000 万人感染，丙肝患者较易进展为肝硬化，甚至发生肝癌，若出现乙肝病毒、丙肝病毒重叠感染，还可能出现肝衰竭，危及患者生命。

16. 病毒性肝炎患者需要"忌口"吗？

对于病毒性肝炎患者而言，如有恶心、呕吐症状，需要暂时限制一下感到厌恶的一些食物，若无相关症状，可以和正常人一样进食，胡乱"忌口"有可能会导致某些必需的营养元素摄入不足，造成营养不良，但也不宜进食过于油腻、高热量的食物，以免加重肝脏负担。

17. 肝炎都会传染人吗？

肝炎可以大致分为：①病毒性肝炎；②酒精性肝炎；③自身免疫性肝炎；④药物性肝炎；⑤非酒精脂肪肝；⑥其

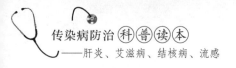

他因素所致的肝炎。并不是所有类型的肝炎都会传染人,以上几种类型中仅有病毒性肝炎才会人传染人。

18. 肝炎病毒携带者没有任何不舒服就不用去医院看病吗?

由于肝炎病毒携带者即使没有任何症状,体内的肝炎病毒仍然可能悄无声息地引起肝细胞的损害和坏死,肝细胞损害后导致肝脏纤维化,甚至进展为肝硬化、肝癌。因此肝炎病毒携带者应当至少半年去一次医院,复查肝功能、病毒学、肝脏彩超等检查,以便做到早发现、早治疗。

19. 患了慢性病毒性肝炎,就等于得了肝癌?

慢性病毒性肝炎不及时治疗,就有可能进展为肝硬化,最后成为肝癌,但并不是所有的慢性病毒性肝炎都会经历所谓的"肝炎三部曲"。肝硬化患者中,有20% ~ 30%患者会发生恶变。反复发生肝炎的患者及早地进行干预、规范的抗病毒治疗能延缓肝纤维化的进展,甚至像正常人一样生活、工作。

20. 接种过疫苗就不会感染上病毒性肝炎了吗?

这种认识是错误的,只有甲肝、乙肝、戊肝有确切效果的疫苗,而其他肝炎没有疫苗,无法通过接种疫苗来进行预防,因此,平时应当对每种肝病的预防措施有所了解,做好预防工作。

21. 全身皮肤发黄,是不是就等于得了肝炎?

全身皮肤发黄是黄疸的临床表现,常见于以下几种情况:①溶血性黄疸,如人们所说的蚕豆病,是一种酶缺乏引起的，多见于小孩进食蚕豆等食物后出现；②梗阻性黄疸，如胆管里长石头后引起胆汁排泄不畅而出现的黄疸；③肝炎所致的黄疸，常见于各种类型的肝炎；④贫血的患者也可以出现皮肤萎黄。

22. 得了肝病，吃猪肝真能补肝吗？

老百姓把民间流传的以肝补肝的食疗法奉为经典，认为肝病患者常吃猪肝能促进肝脏修复，殊不知这样做有可能加重其病情，猪肝含铜，摄入的铜离子需经过肝脏生物转化，肝病患者肝功能低下，摄入过多的铜离子只能加重病情，毫无益处。此外，猪肝中含有较高的胆固醇（有结果显示每千克猪肝内含胆固醇量在 400 mg 以上），脂肪肝患者在过多食用猪肝之后会加重肝脏中脂肪的堆积，从而加重肝脏负担，所以说，这对于脂肪肝患者的康复是不利的。

第三节　甲型肝炎

1. 感染甲肝病毒一定会发病吗？

感染甲肝病毒的人分为三类，包括急性期患者、亚临床型感染者和隐性感染者，只有急性期患者有症状和体征，而亚临床型感染者并没有症状和体征，只有肝功能的异常和抗甲肝病毒 IgM 抗体阳性。隐性感染者无临床表现，除抗 HAV IgM 抗体阳性外，其余的实验室检查也多为阴性。亚临床型甲肝患者虽然没有任何临床症状和体征，但其粪便里可以检出甲肝病毒，同样可以污染水源和食物，通过粪—口途径感染他人，因此同样需要进行隔离，避免甲肝

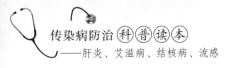
的流行与暴发。

2. 甲肝的临床分型有哪些?

甲肝的临床分型包括:①急性黄疸型,皮肤和眼白发黄,血清胆红素升高是本型的特征,总病程多为 1～4 个月,不会转化为慢性;②急性无黄疸型,症状和黄疸型相似,无皮肤和眼白发黄,多无发热;③亚临床型,症状轻或无症状,但有肝功能异常;④隐性感染,无任何症状、体征,肝功能正常;⑤急性重型,症状重,肝功能明显异常,病死率较高;⑥急性淤胆型,本型的患者黄疸持续时间较久,但消化道症状轻,肝实质损害不明显,血清总胆红素多在 17.1 μmol/L 以上,以直接胆红素升高为主,预后较好。

3. 急性黄疸型甲肝的患者疾病的一般病程是怎么进展的?

此类患者的一般病程分为黄疸前期、黄疸期、恢复期。黄疸前期:多以发热为首发症状,随后可以出现一些全身乏力、消化道症状(纳差、厌油、恶心、呕吐、腹痛、腹泻),尿色加深等,此期一般持续 3～7 天。黄疸期:可以出现尿色继续加深,皮肤和眼白开始出现发黄,可以出现肝脏、脾脏的肿大,血清胆红素和转氨酶会明显升高,此期可以持续 2～6 周。恢复期:上述症状逐渐消失,肝功能逐渐恢复正常,其中黄疸消退较为缓慢,此期持续 1～2 个月。

4. 黄疸的患者如何确诊是否患有甲肝?

临床上对于有肝炎相关症状、体征,存在肝功能损害的患者可以通过抽血检测血液里的抗甲肝病毒 IgM 抗体来明确有无感染甲肝病毒，在疾病早期即可检测到，无症状的隐性感染者也可以检测到。

5. 感染了甲肝病毒后，血清里可以查到哪些甲肝病毒抗体？

感染甲肝病毒后，在病程早期，血清中可以检测到抗甲肝病毒 IgM 抗体，该抗体可以持续 3～6 个月，此抗体阳性代表急性感染。抗甲肝病毒 IgG 抗体出现较晚，多可以持续终身，此抗体出现代表感染过甲肝病毒。

6. 患了甲肝需要抗病毒治疗吗？

很多百姓认为甲肝是甲肝病毒感染导致的，就应该像细菌感染治疗一样使用抗病毒药物，其实不然，甲肝是一种自限性疾病，多数患者通过保肝、降转氨酶、降胆红素等对症治疗即可治愈，临床上并无特效抗病毒药物。

7. 急性甲肝患者如何隔离，需要隔离多久？

急性甲肝患者应当隔离到发病后的 3 周，并且患者的粪便和排泄物均应严格消毒，避免污染食物和水源。

8. 患了甲肝住院，怎样才算达到出院标准？

急性甲肝需要住院隔离治疗，在隔离期（一般为发病后 3 周）达到后，所有临床表现消失，并且实验室检测中血清胆红素在 17.1 μmol/L 以下，丙氨酸氨基转移酶（ALT）在正常值上限 2 倍以下时才算达到出院标准。

9. 甲肝病毒第一次感染好转后会不会复发？

甲肝的患者绝大部分于感染后 3 个月内恢复健康，并

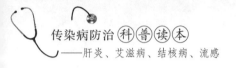

且甲肝病后免疫可以维持终身，但少数患者存在复发，多见于 4～15 周复发，症状多比首次的轻，并不会转化为慢性肝炎。

10. 目前甲肝疫苗有哪些？哪些地方可以接种？

目前甲肝病毒疫苗主要包括减毒的活疫苗和灭活的疫苗。简单来说就是一种是减少病毒毒性作用的疫苗，一种是病毒已经杀灭的疫苗。由于疫苗的运输和储存需要很严格的质量控制，所以接种疫苗应当到市或各区的疾控中心进行接种。

11. 哪类人群需要接种甲肝病毒疫苗？

需要接种此类疫苗的人群即医学上所说的高危人群，包括去甲肝流行地区旅游过的人、长期输血的患者、长期接触灵长类动物的兽医、吸毒者；儿童属于易感人群，也可接种此类疫苗。

12. 减毒活疫苗适用于哪些人群接种？

此类疫苗适用于一岁半以上的婴幼儿接种，由于病毒并未完全被灭活，不建议孕妇和免疫缺陷的人群接种，一岁半内的婴幼儿受母体输送的抗体影响，也不宜接种。

13. 甲肝病毒减毒活疫苗需要分次接种 3 针吗？

接种此类疫苗后多无需再进行加强接种，若复查抗体滴度下降者，可以在 3 年后加强接种 1 次。

14. 接种甲肝病毒减毒活疫苗后，粪便查到甲肝病毒，会传染人吗？

人体接种过甲肝病毒减毒活疫苗后，粪便中偶可检测到甲肝病毒，属于正常现象，并不会造成接触传播。

15. 灭活的甲肝病毒疫苗适用于哪些人群接种？如何接种？

灭活的甲肝病毒疫苗适用于一岁以上的人群，完整的免疫流程是需要接种两针，在接种第一针后，6～12个月后再加强免疫一针。

16. 进食了疑似被甲肝病毒污染的水源或食物，该如何处理？

对于甲肝病毒急性暴露后2周内应当于相应医院或疾控中心注射免疫球蛋白或甲肝病毒疫苗，有研究表明，二者均能达到95%以上的预防效果。

第四节　乙型肝炎

1. 哪些人群属于乙肝的易感人群？

人群对于乙肝普遍易感，但新生儿、乙肝病毒携带者和慢性乙肝患者的家庭成员、感染科的医务人员等是主要的易感人群。

2. 我国哪些地区属于乙肝高发地区？

我国长江以南人群乙肝病毒携带者比例高于长江以北，农村高于城市，在西南地区，四川、重庆、贵州等省市属于乙肝发病的"重灾区"。

3. 为什么感染乙肝病毒后会出现不同的疾病临床类型？

感染乙肝病毒后由于多种因素的综合结果会出现不同的疾病临床类型，主要受下列因素影响：①病毒因素，感染的乙肝病毒的数量、感染的病毒是否为免疫逃逸株、复制能力的高低；②感染者因素，感染时的年龄、自身对此病毒的免疫力、是否存在易感基因；③其他，是否有其他肝炎病毒、艾滋病毒合并感染，是否大量饮酒等。

4. 慢性乙肝病毒感染和慢性乙肝有什么区别？

慢性乙肝病毒感染和慢性乙肝二者均存在乙肝病毒表面抗原和乙肝病毒 DNA 阳性持续超过 6 个月，二者主要区别为后者存在乙肝病毒持续感染所致的肝脏损害，后者可以出现肝功能异常，患者可出现黄疸、厌油、纳差、肝区不适等症状，实验室检查表现为血清转氨酶、胆红素升高等。

5. 什么是乙肝病毒耐药？

乙肝病毒耐药是指乙肝病毒对抗病毒药物出现耐药。若该病毒对一种抗病毒药物出现耐药突变引发对另外一种或几种抗病毒药物也耐药，称为交叉耐药。对两种或以上的不同类型的核苷（酸）类似物耐药，称为多药耐药。

6. 哪一些人群感染乙肝病毒后存在较高的慢性感染率？

围生期（怀孕第 28 周到出生后一周）和婴幼儿（出生后至 3 岁）感染乙肝病毒者分别有 90% 和 25% ~30% 将发

展成慢性感染，成人感染乙肝病毒绝大部分最终可以痊愈。

7. 乙肝病毒感染的潜伏期大约是多久?

乙肝病毒的潜伏期一般为 1 ~ 6 个月，平均为 3 个月，成人感染乙肝病毒最早 1 ~ 2 周可在血液中检测到乙肝表面抗原。

8. 乙肝病毒感染所谓的自然史是指什么?

是指婴幼儿期感染乙肝病毒后人为地分为四个期：①免疫耐受期，此期的特点乙肝标志物 HBeAg 阳性，乙肝病毒 DNA 定量大于 2 次方，肝功能持续正常，可有轻微肝炎；②免疫清除期，此期乙肝标志物 HBeAg 阳性，乙肝病毒 DNA 定量大于 2 次方，肝功能出现异常，肝脏出现中至重度肝炎；③非活动携带期，此期乙肝标志物 HBeAg 阴性，乙肝病毒 DNA 定量小于 2 次方，肝功能正常，可无肝炎，但可能出现肝硬化；④免疫逃逸期，此期可出现乙肝病毒再次活动，出现肝功能异常，乙肝病毒 DNA 滴度升高，肝脏出现炎症，可伴有肝硬化。

9. 所有人感染乙肝病毒都会经历四个期吗?

并不是所有感染者都会经历这四个期，围生期和婴幼儿绝大部分会进入较长的免疫耐受期，然后进入免疫清除期；青少年和成人感染，多无免疫耐受期，直接进入免疫清除期，发生自发清除乙肝病毒，少数会发展为 HBeAg 阳性的慢性乙肝。

10. 乙肝病毒感染后分为哪些临床类型?

（1）急性乙肝：①急性黄疸型肝炎，可出现发热、消化

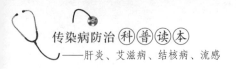

道症状（恶心、呕吐、上腹部饱胀、厌油、食欲差），皮肤、眼白发黄，尿液深黄、皮肤瘙痒等症状，检查身体时可以发现肝脏、脾脏增大，整个病程持续 2～4 个月；②急性无黄疸型肝炎，症状与黄疸型相似，但不出现皮肤、眼白发黄，尿液深黄。

（2）慢性乙肝：与急性黄疸型肝炎症状相似，但病程长者可出现肝掌、蜘蛛痣，部分还可以出现男性乳腺发育，女性闭经，白细胞、血小板降低，肝功能、凝血功能异常。

（3）乙肝肝硬化：①代偿性肝硬化，已有彩超或病理切片明确肝硬化，但没有出现上消化道出血、腹水、肝性脑病等并发症；②失代偿性肝硬化，已出现上述并发症。

（4）携带者。

（5）隐匿性 HBV 感染：乙肝病毒表面抗原阴性，但仍有低水平的乙肝病毒复制。

（6）肝衰竭：此期为肝病的终末期，死亡率较高。

（7）淤胆型肝炎：症状类似急性黄疸型肝炎，但消化道症状轻，皮肤、眼白黄染重，可有皮肤瘙痒，尿色呈浓茶色，血中胆道酶升高，但凝血功能正常。

11. "乙肝两对半"该怎么看？

乙肝两对半包括：①乙肝表面抗原（HBsAg），判断体内是否存在乙肝病毒；②乙肝表面抗体（HBsAb），判断体内是否产生了抗病毒抗体；③乙肝 e 抗原（HBeAg），判断是否感染病毒和传染性；④乙肝 e 抗体（HBeAb），判断病毒复制是否受抑制；⑤乙肝核心抗体（HBcAb），判断是否感染过乙肝病毒。

12. 临床上的"胆酶分离"预示着什么？

胆酶分离现象是指肝衰竭患者出现血清胆红素进行性升高，血清转氨酶下降的现象，预示着肝细胞坏死面积大、肝内外胆道阻塞，疾病预后极差，患者死亡率很高。

13. 哪些指标反应了患者肝脏的合成功能受损？

下列指标可以反应患者肝脏合成功能受损：①血清白蛋白、慢性肝炎、肝硬化、肝衰竭可出现血清白蛋白下降；②凝血酶原时间和凝血酶原活动度，此两项指标是反应肝脏合成凝血因子功能的重要指标。

14. 血清中哪些指标能反应患者肝胆系统胆汁排泄障碍？

主要有下列指标：①γ-谷氨酰转肽酶，在急、慢性肝炎，失代偿肝硬化、肝衰竭患者中均可增高；②碱性磷酸酶，此酶可以动态观察患者病情变化，提示预后和临床疗效；③总胆汁酸；④血清胆红素，除了患者胆汁排泄障碍时升高外，肝细胞摄取、排泄胆红素功能下降时也会升高。

15. 血清哪些指标可以用于肝癌的筛查？

目前血中有两项指标已被用于临床的肝癌的筛查，包括甲胎蛋白（AFP）和维生素 K 缺乏或拮抗剂 - Ⅱ 诱导蛋白（PIVKA - Ⅱ）。

16. 慢性乙肝患者彩超发现脾大，一定患了乙肝肝硬化吗？

肝硬化患者由于存在门脉高压，可以导致脾静脉回流受

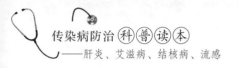

阻，长期淤血，导致脾脏肿大，并且后期可以出现脾脏功能亢进，破坏血细胞功能增强，出现白细胞、血小板、红细胞等减少。但脾脏增大还见于血液系统疾病、感染性疾病，有些慢性乙肝的患者脾脏也会增大，因此不必过于恐慌。

17. 存在甲胎蛋白阴性的肝癌吗？

肝癌按组织学类型分为肝细胞型肝癌、胆管细胞型肝癌、混合型肝癌。由于甲胎蛋白在肝细胞型肝癌细胞和混合型肝癌细胞上可有表达，胆管细胞型肝癌的血清甲胎蛋白为阴性，因此存在甲胎蛋白阴性的肝癌。

18. 甲胎蛋白阳性就一定是肝癌吗？

甲胎蛋白不光表达于肝细胞肝癌上，还表达于幼稚肝细胞上，因此在部分肝衰竭和重症肝炎的患者血清中可检测到高水平的甲胎蛋白，预示着患者肝细胞再生旺盛，预后较甲胎蛋白低水平的患者好。

19. 肝纤四项真的有肝穿刺这么准确吗？

肝纤四项指标包括血清Ⅲ型胶原、血清Ⅳ型胶原、层粘连蛋白、透明质酸酶。肝纤四项仅仅在我国常用，并没达到肝穿刺这个"金标准"检查的准确度，它仅作为临床医生判断有无肝纤维化的参考，并且此项检查还受一些条件的制约，如患者肝脏存在炎症时，即使并无肝纤维化，患者肝脏细胞在损伤后修复过程中，肝纤四项均可升高，因此仅仅凭借肝纤四项无法诊断肝纤维化。

20. 肝纤维化扫描诊断肝纤维化的价值高吗？

目前被国际普遍接受的用于肝纤维化诊断的无创诊断的

手段是肝脏瞬时弹性硬度检查（FibroScan），即所谓的肝纤维化扫描，此检查优点为无创，并且操作简便，但患者肝脏存在炎症，仍会导致测量结果不准确，因此仅在肝功能正常时，排除其他干扰因素，此检测结果才可信。正常的临界值约为 6 kPa，数值正常可以排除肝硬化。

21. 从慢性乙肝发展到肝硬化到底有多久？

从慢性乙肝病毒无症状携带开始，若反复出现肝炎活动，3～5 年多可以出现轻度肝硬化，若患者无视这些，会逐渐发展到晚期失代偿性肝硬化，炎症重者发展较快，只有及时抗病毒治疗才能有效阻断肝纤维化，甚至有可能逆转肝纤维化。

22. 乙肝病毒感染人群中每个成员，面对当前肝癌多发的情况，该如何应对？

感染乙肝病毒者，若无明显不适建议半年于传染科门诊随访病情，监测肝功能、凝血功能、血常规、甲胎蛋白、腹部彩超等，做到对疾病的早发现、早治疗，提高生存率。有不适症状者应及时于医院就诊，及早治疗，由医生制定抗病毒方案，避免进展为肝硬化，因为肝硬化患者发生肝癌的概率较慢性乙肝患者高出许多。

23. 病毒阴性的乙肝肝硬化患者需要抗病毒治疗吗？

若肝硬化患者乙肝病毒标志物提示存在慢性乙肝，但患者乙肝病毒 DNA 滴度为阴性，则说明患者肝细胞中仍存在乙肝病毒，但肝脏炎症已消除，现处于非活动期，肝硬化暂不会进展，并不需要抗病毒治疗，但仍需半年于传染科进行

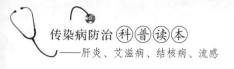

随访，查腹部彩超和甲胎蛋白。

24．乙肝抗病毒治疗应该选较低档次的药物吗？

当前在选择乙肝抗病毒治疗药物时存在一个误区，认为抗病毒治疗药物选择越低档次越好，以免今后出现耐药后无药可选。这种认识是错误的，因为药物抗病毒疗效不佳时，病毒复制速度越快，在复制中病毒可以择优选择出耐药基因，更易出现抗病毒药物耐药，因此，选择抗病毒药物应选择较强的，病毒复制得到强烈的抑制后，病毒的耐药基因便无法进行优势筛选，可以极大地减少耐药的发生。

25．为什么乙肝病毒感染的大龄产妇分娩后发病率可能增加、病情可能较重？

由于在怀孕期间，人体为了让受精卵正常发育，不被免疫系统清除，孕妇体内的免疫排斥反应会自然受到抑制，分娩后免疫反应恢复，可能会从免疫耐受进入免疫清除期，导致乙肝发病，若出现强烈的免疫清除反应，可以引起急性肝衰竭。免疫耐受性会随年龄增大而消失，产妇年龄越大越易进入免疫清除期，越易加重病情。

26．乙肝病毒会通过父亲遗传给下一代吗？

患有乙肝的男性患者与未孕妻子（乙肝抗体阳性，即妻子对乙肝病毒有免疫力）同房后，受孕成功后，乙肝病毒并不会遗传给孩子，因为精子和卵细胞均不含乙肝病毒，仅仅只有精液和阴道液会沾染，但精子、卵细胞和受精卵由于自身为较幼稚的细胞，不适合病毒生存，因此，乙肝病毒不会通过父亲遗传给下一代。

27. 乙肝"大三阳"的女性如何备孕？

若乙肝病毒感染的女性乙肝病毒标志物提示"大三阳"，乙肝病毒 DNA 滴度较高，应尽量在专业医生的指导下应用干扰素或核苷（酸）类似物进行治疗，孕前 6 个月完成治疗，治疗期间应避孕，若意外妊娠，且是用干扰素治疗者，则建议终止妊娠；若应用核苷（酸）类似物治疗，则建议使用替诺福韦，在权衡利弊情况下，可以继续妊娠，只要做好新生儿的标准乙肝免疫预防和母亲的有效抗病毒治疗，可以显著降低乙肝病毒母婴传播的发生率。

28. 若在孕前结束治疗后，怀孕的母亲在妊娠中后期出现乙肝病毒定量增高，该怎么办？

此类情况，这类患者需要在充分了解用药相关风险的情况下，在妊娠 24～28 周开始在传染科医生的指导下服用替诺福韦，新生儿接种乙肝疫苗和乙肝免疫球蛋白的基础上，母婴传播阻断率几乎为 100%。

29. 怀孕中接触感染乙肝病毒该怎么办？

怀孕初期检测乙肝病毒标志物全阴性，若孕中意外感染乙肝病毒，孕期发生急性肝炎对胎儿的影响，需要综合感染发病时的孕期和病情的轻重进行评估。妊娠早期和中期发生急性肝炎传染给胎儿的较少，乙肝病毒也较少致畸形，并且无需抗病毒治疗，肝功能异常者及时到传染科就诊；若肝炎较重，可能会引起早产，肝炎轻者，如在早期妊娠，为了避免生出不健康宝宝，可中断妊娠，若在妊娠末期发病，为了避免可能出现的病毒宫内传播，此时应在医生指导下服用替诺福韦。

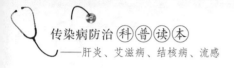

30. 乙肝妈妈能否进行母乳喂养？

乙肝妈妈母乳喂养问题需要分情况对待：

（1）若乙肝妈妈在妊娠期未服用抗病毒药物，新生儿出生后及时接种了乙肝疫苗和乙肝免疫球蛋白，则可进行母乳喂养，因为乙肝并不会通过消化道传播。

（2）若在妊娠期服用了抗病毒药物：①若乙肝妈妈仅仅为了预防母婴传播而在妊娠晚期服用，分娩后停药者，可以进行母乳喂养；②若妊娠期出现肝炎活动，服用抗病毒药物治疗，产后仍需继续服用，则不建议进行母乳喂养，因为母乳中可存在少量抗病毒药物，无法明确是否对婴幼儿造成不良反应。

31. 男性患者抗病毒治疗过程中能否同房备孕？

男性患者若使用干扰素进行抗病毒治疗，应当在停用干扰素 6 个月后再行考虑生育问题；若使用核苷（酸）类似物进行抗病毒治疗者，因目前无可靠证据证明此类药物治疗会对患者精子产生不良影响，可在权衡利弊的情况下考虑生育问题。

32. 婴幼儿接种乙肝疫苗后为什么要查"乙肝两对半"呢？

婴幼儿接种乙肝疫苗是为了预防乙肝，接种疫苗后查"乙肝两对半"（即乙肝病毒标志物）的目的是为了明确 HBsAb 这种抗体产生情况，若此抗体滴度小于 10 mIU/ml，表明免疫接种失败，此婴幼儿仍是乙肝病毒的易感人群，需要重复接种乙肝疫苗。

33. 乙肝病毒感染者血中病毒滴度高一定需要抗病毒治疗吗?

乙肝病毒滴度高并不一定需要抗病毒治疗,下列情况不需要抗病毒治疗:若患者年龄较轻,转氨酶正常并且不存在肝硬化,此类患者并不存在抗病毒治疗的迫切性。因为此类人群处于免疫耐受期,免疫耐受性对治疗效果存在负面影响。若患者年龄较大(超过 40 岁)出现上述情况,则建议进行肝穿刺活检,明确肝脏炎症坏死、纤维化程度后再决定是否进行抗病毒治疗;若炎症坏死或纤维化程度较重,均应积极抗病毒治疗,防止疾病进展。

34. 乙肝慢性感染患者病毒滴度升高,该怎样选择抗病毒治疗?

目前抗病毒方案,存在三种选择:①长期服用核苷(酸)类似物(如恩替卡韦或替诺福韦)抗病毒,仅限于药物服用下控制病情,且不能随意停药;②干扰素治疗,干扰素存在导致肝功能失代偿的可能,选择时应慎重,对于失代偿期肝硬化患者属于禁忌;③核苷(酸)类似物治疗后联合或序贯干扰素治疗,即先使用核苷(酸)类似物降低血中病毒的滴度,后联合或停用核苷(酸)类似物序贯使用干扰素治疗,此方案较核苷(酸)类似物单药治疗在改善乙肝病毒标志物上有一定的优势。

35. 乙肝病毒感染者该如何配合医生监测病情?

以下几类人群,均需定期于传染科门诊就诊:①慢性乙肝病毒携带者,就诊间隔 3 ~ 6 个月一次;②非活动性乙肝病毒表面抗原携带者,至少间隔 6 个月就诊一次;③抗病毒

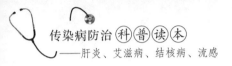

治疗的患者初次随访就诊于出院后一个月内，第二次随访间隔约 3 个月，若肝功能、乙肝病毒 DNA 滴度转阴则可半年随访一次；④对治疗结束停药的患者，应在停药后 3 个月内随访一次；⑤肝硬化患者应每 3 个月随访一次。主要包括肝功能、血常规、无创肝纤维化检查、甲胎蛋白和腹部彩超，必要时检测凝血功能、腹部 CT 或磁共振。

36. 肾功能不全的乙肝患者病毒滴度高时，应怎么办？

乙肝患者发生慢性肾功能不全时，若同时伴有乙肝病毒 DNA 滴度升高，此时如果需要抗病毒治疗，只能选择恩替卡韦，目前指南推荐的初治患者药物选择恩替卡韦或替诺福韦，但替诺福韦存在肾毒性，肾功能不全患者禁用。

37. 常见的需要放宽抗乙肝病毒指征的情况有哪些？

若慢性乙肝合并其他疾病需要使用激素、免疫抑制剂或细胞毒性药物治疗相应疾病时，可能诱发病毒复制导致肝炎再次活动，必须同时或先使用恩替卡韦进行抗病毒治疗，否则易发生严重后果。若需长期使用上述药物者，还需请传染科医生调整剂量，防止耐药发生。

38. 肝穿刺提示肝硬化有所逆转能否停用抗病毒药物？

首先，服用抗病毒药物恩替卡韦或替诺福韦部分患者可以出现肝硬化逆转，但这并不是停药的指征，仍需要继续治疗，因为核苷（酸）类似物并不会提高机体对病毒的免疫，肝细胞内的病毒仍有可能再次复制导致发病。

39．干扰素治疗效果佳，是否所有乙肝患者都能选用呢?

干扰素治疗效果好，但并不适用于所有乙肝患者，若存在妊娠、精神疾病，既往有癫痫病史，酗酒、吸毒者或自身免疫性疾病未控制、失代偿的肝硬化患者、有心脏病者均不可以使用。

40．干扰素治疗过程中可能出现哪些不良反应呢?

干扰素的不良反应主要包括：①发热，可能出现高热，但随着治疗进行可能会减轻或消失；②类流感综合征，多于使用后 2～4 小时出现，主要有寒战、发热、全身乏力、右侧上腹疼痛、消化道不适（恶心、呕吐、腹泻、食欲差）等，只需要对症处理，并不需要停药；③骨髓抑制，部分患者可能会出现白细胞计数 $< 3.0 \times 10^9 /L$ 或中性粒细胞计数 $< 1.5 \times 10^9 /L$，或血小板计数 $< 40 \times 10^9 /L$ 时，需停药，对症治疗血象恢复后可以继续治疗；④神经系统症状，失眠、烦躁、兴奋、易怒、出现精神病症状或抑郁时需要停药；⑤诱发癫痫、肾病综合征；⑥诱发自身免疫性疾病；⑦引发冠心病；⑧脱发等。

41．人工肝血浆置换术有哪些适应证和禁忌证?

适应证：①重型肝炎；②高胆红素血症；③肝炎导致的肝昏迷；④药物中毒等。

禁忌证：①活动性出血患者（如弥漫性血管内凝血、有显著出血倾向的患者）；②全身或局部严重感染者；③存在严重心血管疾病者；④中晚期妊娠；⑤存在未纠正的休克状

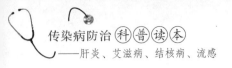

态者；⑥患者无法配合治疗等情况。

42．人工肝血浆置换术的原理是什么？

人工肝治疗的原理在于可以部分清除患者体内的分子量中等大小的毒性物质，如胆红素、胆汁酸、补体、肿瘤坏死因子、内毒素等，减轻肝脏的炎症，为肝脏修复创造时间，同时还能补充凝血因子等，可以达到改善凝血功能的作用，补充血浆白蛋白，减轻组织间隙液体渗出，减少腹水和皮肤水肿。

43．人工肝血浆置换术存在哪些风险呢？

由于人工肝血浆置换术需要使用大量新鲜冰冻血浆，因此存在感染血浆制品中可能存在的肝炎病毒（乙肝、丙肝）及艾滋病病毒的风险，或者存在血浆过敏反应或因致热原所致发热的风险。

44．核苷（酸）类似物治疗时随意停药可能导致哪些危害？

许多患者因服用核苷（酸）类似物后，见到肝功能恢复正常、病毒转阴、病情恢复后，自觉已无大碍，停用抗病毒药物或自行减量，这种做法必然导致病毒再次复制、出现耐药，甚至可能会出现重症肝炎、肝衰竭等严重后果，最终危及生命。

45．接种乙肝疫苗数年后抗体应答者的乙肝表面抗体（HBsAb）滴度下降了还需要加强免疫吗？

接种乙肝疫苗后产生抗体者，在数年后若发现 HBsAb滴度下降并不需要加强免疫，因为接种乙肝疫苗后产生抗体者的保护效果至少可持续 12 年，所以并不需要加强，HB-sAb 滴度低于 10 mIU/ml 的高危人群可加强免疫。

46. 乙肝病毒对核苷（酸）类似物发生耐药后预示着可能发生什么危害？

乙肝病毒发生耐药后首先可以出现乙肝病毒大量复制，随着病毒数增长，可以出现肝炎再活动，严重时可以出现重症肝炎，甚至肝衰竭，因此需要及时发现并处理乙肝病毒耐药。

47. 出现多药耐药该如何处理？

目前抗乙肝病毒的核苷（酸）类似物分两类：核苷类似物和核苷酸类似物，前者包括拉米夫定、替比夫定、恩替卡韦；后者包括阿德福韦酯和替诺福韦。同类药物之间可以存在交叉耐药，恩替卡韦和替诺福韦为目前抗病毒效果最强的一线药物，因此，若耐药基因检测提示多个耐药基因位点耐药（2 个以上），建议采用恩替卡韦联合替诺福韦抗病毒治疗，尽快降低病毒载量，降低发生重症肝炎的风险。

48. 新药 TAF 较替诺福韦有什么优势？

替诺福韦艾拉酚胺（TAF）是继替诺福韦之后的又一新型核苷酸类抗病毒药物，此药较替诺福韦的优势主要包括：①低剂量，已有临床试验证明，TAF 在低于替诺福韦 1/10 的剂量下达到很好的抗病毒疗效；②安全性高，因为 TAF 的用量较替诺福韦低，因此极大地降低了发生肾损害、骨软化、骨质疏松的风险。

49. 服用替诺福韦需要定期检测和注意些什么？

服用替诺福韦的患者应定期检测血清肌酐、血磷，因为

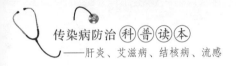

替诺福韦引起的不良反应主要包括肾脏损害，导致肾小管对磷的重吸收减少，血磷随之减低，最终出现骨质疏松、骨软化，因此在检测过程中若出现这两项指标异常，应及时在医生指导下调整药物、补充磷酸盐制剂。

50. 服用恩替卡韦为什么会出现替比夫定耐药？

因为恩替卡韦、替比夫定同属于核苷类似物，两种药物间存在交叉耐药，一种药物耐药可能会导致另一种发生耐药，因此服用恩替卡韦过程中可能出现替比夫定耐药。

51. 乙肝肝硬化患者出现脾功能亢进，切脾安全吗？

乙肝肝硬化患者出现脾功能亢进是指因为肝硬化门脉高压导致脾脏血液回流不畅，引起脾大，然后脾脏破坏血液中血小板、白细胞、红细胞的能力便增强，出现脾功能亢进时可以出现血小板、白细胞、红细胞减少，血小板减少可以引起出血，白细胞减少容易发生感染，红细胞减少可以引起贫血，血小板低于 $50 \times 10^9/L$ 时需要切脾，切脾可以使血小板迅速上升，但手术存在一定的风险，包括：患者能否承受手术打击，术后患者可能出现血小板过多，出现血栓形成，术后发生凶险性感染的风险，因此切脾并不是绝对安全。

52. 肝硬化患者出现脾功能亢进，除了切脾还有其他选择吗？

出现脾功能亢进表现的患者还可以选择部分脾栓塞，可以缓解脾功能亢进导致的血细胞减少，而且还能保留部分脾脏的功能，降低发生血栓形成、凶险性感染的风险。但部分脾栓塞也有一定的风险，可能发生严重的不良反应，出现静脉血栓、脾脏破裂、脾脏脓肿等，且栓塞后还可能会出现发热、腹痛、恶心、呕吐等不适，多在对症治疗后消失。

53. 肝硬化患者该怎样预防胃底食管静脉曲张破裂出血？

肝硬化患者既往未出现过消化道出血者，建议行胃镜检查，若无静脉曲张者无需治疗；若存在胃底食管静脉曲张，依据静脉曲张程度可以采用不同的方法预防消化道出血，轻至中度曲张者可在医生指导下服用普萘洛尔降门脉压，建议使用电子血压计监测心率和血压，据此调节药量。定期复查胃镜，静脉曲张消失后可停药。重度曲张者可在胃镜直视下进行血管套扎或食管静脉断流术（即阻断该曲张静脉的血流），但此两种方法无法从根本上缓解门脉高压，食管静脉曲张依然会再次出现。还可以选择门—体分流术（TIPS 手术），是通过介入的方法经颈静脉植入支架，在肝内的小门静脉和小肝静脉间建立血液桥梁，门静脉中的血液可以不经过肝脏直接由肝静脉回流入心，减轻了门静脉的压力，但可能会诱发肝性脑病，此类肝性脑病多可以经过限制蛋白饮食，对症治疗得到改善。

54. 转氨酶下降一定预示肝病朝着好转方向发展吗？

这是一个很大的误区，转氨酶下降不仅见于肝病恢复期的患者，还见于重症肝病或肝衰竭患者，若患者出现转氨酶下降，胆红素进行性上升，非但不提示疾病好转，反而提示肝细胞大量坏死，疾病预后极差。

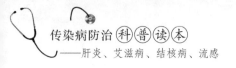

55. 慢性肝病或肝硬化出现血糖升高为什么需要引起重视？

因为此类患者出现血糖升高提示肝脏合成储备糖原的功能出现下降，应当引起重视，因为有相关文献调查分析报道，糖尿病患者中肝癌的患病率较高，可以作为肝癌的一个独立危险因素，有可能增加肝癌的发生风险；此外有相关文献报道，慢性肝病患者中并发肝源性糖尿病的肝功能损害较血糖正常者严重，因此，并发肝源性糖尿病的慢性肝病患者应当积极控制血糖，尽量避免肝病加重和肝癌的发生。

56. 同时出现乙肝病毒表面抗体和表面抗原阳性的患者需要注意些什么？

同时出现乙肝表面抗原和表面抗体阳性多见于下列情况：①乙肝急性感染趋向恢复，乙肝表面抗体逐渐增多，表面抗原逐渐减少，此类情况只需动态检测"乙肝两对半"，直到表面抗原转阴即可；②乙肝病毒变异，乙肝病毒的S区段（S区段负责编码乙肝表面抗原）变异后，可以导致乙肝表面抗原也发生改变，表面抗体无法中和现有的乙肝表面抗原，造成此现象发生。此类病人若出现肝功能异常，乙肝病毒DNA滴度升高需要予以相应的抗病毒及保肝治疗。若为肝功能正常，则需定期于传染科门诊复查乙肝相关检查。

57. 早期肝癌患者经治疗后存活率高吗？

在医学界看来，早期肝癌肝切除术后有非常良好的预后，其中有大规模临床研究显示，无淋巴结转移，无血管、胆管侵犯的和全身远处转移、单发肝癌直径小于 2 cm 的肝癌患者预后较好，此类人群行肝癌根治术后 5 年生存率可高达 70%。

58．肝炎患者生活饮食需要注意些什么？

对于肝炎患者来说，除了正确用药以外，合理饮食，科学营养是很重要的。吃什么好？吃多少好？这要根据每个肝炎患者的具体情况而定。但总的原则是：多吃含蛋白质、维生素，热量较高又比较易消化的食品，以少吃多餐为宜。也就是，要注意合理而平衡的营养，既要重视蛋白质和热量的摄取，又要考虑维生素和无机盐的补充。在选择食物方面，应根据患者的病情、病程、病期而定。

（1）在肝炎早期，患者食欲不佳，此时应以清淡食物为主（少油脂），适当增加糖量，以保证热能的补充，并限制脂肪食物。

（2）恢复期也需以清淡为主，但要注意增加易消化的蛋白质食物。为达到香味可口，食物应多样化，以促进食欲，患者可吃些稍含油脂的食物（最好是植物油）。

（3）如患者体重增长明显，肥胖突出，就要控制脂肪和糖量，以防脂肪肝。尽量让患者吃喜欢吃的而且营养合理和易消化吸收的食物，而不要单纯追求营养价值高而不顾是否可口，是否消化吸收。原则上饮食以清淡、可口、新鲜、易消化的食物为佳。

59．乙肝病毒感染者处于免疫耐受期，需要使用增强免疫的胸腺肽吗？

乙肝病毒感染者若处于免疫耐受期并不是由于人体免疫力低下造成的，只是暂时人体的免疫系统没有将感染乙肝病毒的细胞视为敌人，使用免疫调节剂胸腺肽并不能使患者由

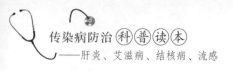

免疫耐受期转为免疫清除期，因此此类患者仅需每隔半年于感染科门诊随访相关检查即可。

60. 乙肝病毒合并艾滋病毒感染需要抗乙肝病毒治疗吗？

因为艾滋病毒攻击的靶细胞是 $CD4^+T$ 细胞，此类患者需要进行血液免疫细胞数量的检测，若 $CD4^+T$ 细胞数大于 500 个/μl，则暂时不需要进行抗艾滋病毒的治疗，若患者符合抗乙肝病毒治疗的标准，需要进行抗乙肝病毒治疗；若 $CD4^+T$ 细胞数小于 500 个/μl，无论是否达到抗乙肝病毒标准，指南推荐使用替诺福韦加用拉米夫定或替诺福韦加用恩曲他滨治疗，对正在进行抗艾滋病毒治疗者，可以加用核苷（酸）类似物或干扰素治疗。

61. 乙肝病毒合并丙肝病毒感染应该先治哪一个？

此类患者需要检测乙肝病毒 DNA 和丙肝病毒 RNA 的血清滴度，若乙肝病毒 DNA 检测不出而丙肝病毒 RNA 可检出，则仅需在医生指导下选择抗丙肝病毒的治疗方案；若二者均可检出，指南推荐使用长效干扰素和利巴韦林治疗 3 个月，若乙肝病毒抗病毒效果不佳，则需要加用一线抗乙肝病毒药物恩替卡韦或替诺福韦，也可换用抗丙肝病毒的直接作用药物加用恩替卡韦或替诺福韦。

62. 儿童感染乙肝病毒都需要治疗吗？

儿童感染乙肝病毒者多处于免疫耐受期，多数不需要抗病毒治疗，仅少数感染者反复出现肝炎或者迅速进展为肝硬化者，应当及时地进行有效的抗病毒治疗，治疗时应当考虑到儿童使用抗病毒药物的选择、剂量和安全性问题。

63．慢性乙肝患者出现肾功能损害的原因有哪些？

慢性乙肝患者出现肾功能损害主要见于下列四大类原因：①乙肝病毒相关性肾炎，是乙肝病毒长期感染对患者肾脏功能造成的损伤；②肝肾综合征，终末期肝病患者出现的一种功能性肾衰竭，病情可出现迅速恶化，导致患者死亡；③长期服用核苷（酸）类抗病毒药物所致，常见于使用阿德福韦、替诺福韦、干扰素等药物的患者；④其他原因引起的。

64．什么是乙肝相关性肾炎？

乙肝相关性肾炎是乙肝病毒感染后，激活了人体的免疫系统，若肾固有细胞感染乙肝病毒，则肾脏的细胞将会被免疫系统所攻击，最终导致肾小球损伤，本病临床表现具有多样性，可以出现大量蛋白尿、低蛋白血症等肾病综合征表现，也可只有蛋白尿或血尿。严重者还可出现肾功能衰竭。

65．乙肝相关性肾炎如何确诊？

乙肝相关性肾炎诊断标准主要包括了三条：①肾脏组织切片中查见乙肝病毒抗原（此条为必须条件）；②患者血清乙肝病毒表面抗原需为阳性；③肾组织切片提示肾小球肾炎，还需排除其他疾病引起的肾小球疾病后才能确诊。

66．乙肝相关性肾炎和肝肾综合征有什么区别？

乙肝相关性肾炎是由乙肝病毒慢性感染导致的肾小球疾病，患者肾脏存在免疫复合物沉积，主要表现为蛋白尿、血尿等。肝肾综合征患者存在血管舒张、有效循环血量不足，引起功能性的肾前性肾损伤，常发生在终末期肝病患者中，主要表现为少尿、无尿、顽固性腹水，此类患者预后较差，

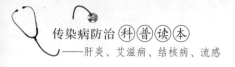

疾病进展快。

67．乙肝病毒感染导致的肾炎（乙肝相关性肾炎）该怎么治疗？

目前乙肝相关性肾炎主要治疗包括抗病毒治疗和免疫抑制治疗，抗病毒治疗是治疗本病的重要环节，有大量临床研究表明，抗病毒治疗后，患者蛋白尿量可随着乙肝病毒滴度下降而逐渐减少，并且还伴随肾功能的好转；由于免疫抑制剂有引起乙肝病毒复制活跃的风险，故仅在肾功能急剧恶化等情况下联合抗病毒药物使用。

68．出现肾功能损害的慢性乙肝患者选择抗病毒药物治疗时应注意什么？

出现肾功能损害者的慢性乙肝患者，若诊断为乙肝病毒相关性肾炎则需要选用强效的抗病毒药物，避免使用引起肾功能损害的阿德福韦和替诺福韦；若为药物所致，推荐换用恩替卡韦治疗。

第五节　丙型肝炎

1．哪些人群属于丙肝的易感人群？

虽然人群普遍对丙肝病毒易感，但下列人群：大量接受输异体血液和血制品的患者，血液透析者、器官移植者、静脉吸毒者、艾滋病患者，医务人员等均为丙肝病毒的感染高危人群。

2．丙肝发病存在地区差异吗？

据世界卫生组织报道，全世界有 1.7 亿～2 亿丙肝病毒感染者。丙肝流行呈全球性分布，若依据流行情况将流行地区分为高中低流行区，我国属于丙肝中度流行国家，我国普通人群抗丙肝病毒阳性率约为 0.43%。文献调查发现，2008～2012 年，我国丙肝发病情况存在地区差异，主要聚集在我国东北、西北地区，广西、广东由于临近毒品生产地"金三角"，通过静脉吸毒途径造成丙肝发病率也相应增高。

3．丙肝病毒基因型有哪些，基因型与治疗方案有何关系？

丙肝病毒是一种 RNA 病毒，存在易变异的特性，目前已知至少存在 6 个基因型和多种亚型，1 型基因型为最常见的一种。感染者体内的丙肝病毒基因型和变异株的不同，会影响抗病毒药物治疗的敏感性，甚至可能导致治疗失败。

4．丙肝病毒感染后是怎样引起人发病的？

丙肝病毒感染后主要通过两个途径引起人发病：①免疫介导，丙肝病毒在肝细胞内复制，人体产生的想要杀灭病毒的细胞免疫若强度不够，则会出现持久的免疫应答，会引起人体肝脏缓慢地产生炎症损伤，可能只会出现轻度的肝炎，但最终可因反复损伤修复导致肝硬化和肝癌；②丙肝病毒目前能否直接损伤肝细胞还存在争议。

5．丙肝病毒感染后发病的潜伏期大约是多久？

此病的潜伏期可短可长，短者可只有 2 周，长者可达 26 周，平均 7 周，而输血后引起的丙肝的潜伏期相对较短，为

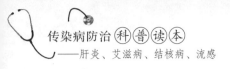

7～33 天。

6. 丙肝病毒感染所谓的自然史是指什么?

丙肝病毒感染后较易出现慢性感染,并且发展成肝硬化的概率都较乙肝高许多,有一半以上的急性丙肝患者会发展成慢性感染,5%～15% 的慢性丙肝患者会发展成肝硬化,由代偿性肝硬化进入失代偿性肝硬化后便可能出现皮肤、巩膜黄染,腹水多、胃底食管静脉的破裂出血、肝昏迷等,此时的死亡率较高。一般由肝炎发展为肝癌的周期为15～25 年,若患者已出现肝硬化,则发生肝癌的风险会相应增高,但不同人群进展速度差异也较大。

7. 儿童感染丙肝病毒有什么特点?

儿童感染丙肝病毒与成人不同的是儿童出现自身机体清除丙肝病毒的概率较高,接近50%,但病情进展较为缓慢,血中持续检测到病毒的时间可持续数个月至数年,自身可无任何临床表现。

8. 丙肝病毒重叠艾滋病病毒感染后对疾病发展有什么影响?

艾滋病病毒学名为人类免疫缺陷病毒,感染后会使人体的免疫系统逐渐崩溃,丙肝病毒重叠艾滋病毒感染会使疾病进展速度加快,发展为肝硬化的时间也相对缩短,多于10年内发展为肝硬化,转化为失代偿性肝硬化的概率也增加,更易出现患者的死亡。

9. 丙肝病毒感染后主要出现哪些临床类型?

丙肝病毒感染后主要分为以下四个临床类型:①急性丙

肝，起病缓慢，症状多较为轻微，以消化道症状为主，黄疸轻微或无黄疸，较少出现重症肝炎；②慢性丙肝，发病6个月以后若急性丙肝患者丙肝病毒RNA仍持续阳性、转氨酶异常者，则为慢性丙肝，绝大部分患者无法自行清除病毒，呈现慢性持续感染，疾病进展缓慢，可进展为肝硬化；③丙肝肝硬化，与乙肝所致肝硬化症状类似；④重型肝炎，进展迅速，预后较差，死亡率较高。

10. 丙肝患者的症状与实际的肝脏病变程度一致吗？

大多数丙肝患者的起病都较为缓慢，症状较为轻微，但正是因为起病隐匿，肝脏持续慢性炎症损伤，导致肝脏出现明显肝纤维化，甚至是肝硬化、肝癌时患者都可无明显症状。

11. 丙肝是否有肝外症状？

丙肝的肝外表现有：①特发性混合型冷球蛋白血症，可无症状，部分患者可以出现乏力、皮肤黏膜出血、视力减退、头痛表现，还可以出现手、膝关节疼痛，双手遇冷青紫等表现；②迟发性皮肤卟啉症，患者可以出现皮肤光照后瘙痒、皮疹，易损伤出血，还可出现色素沉着、脱发、皮肤增厚等；③膜增生性肾小球肾炎，出现蛋白尿、血尿、高血压等表现；④糖尿病；⑤其他肝外表现多与自身免疫有关。

12. 血中哪些指标对于丙肝病毒感染者的诊断有意义？

对于丙肝病毒感染的诊断分为初筛和确诊：抗丙肝病毒检测主要用于疑似感染者的初筛，若出现抗体阳性，需要做进一步的检测来确定当前是否存在丙肝病毒感染；丙肝病毒

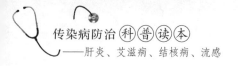

RNA 定量检测主要用于丙肝病毒是否存在当前感染的确诊检测，在感染后 1~3 周内便可检测出阳性结果。

13. 抗丙肝病毒抗体检测初筛阳性一定提示当前患有丙肝吗？

仅仅初筛抗丙肝病毒抗体阳性，不需要惊慌，不光可能是现症感染丙肝病毒，还可能是既往感染过，需要丙肝病毒 RNA 定量检测才可明确，若 RNA 阴性，则提示既往感染丙肝病毒。

14. 抗丙肝病毒的药物包括哪些？

抗丙肝病毒的药物主要包括直接抗病毒（DAA）药物和长效干扰素联合利巴韦林。下面简单介绍一下两种药物：①DAA 药物，它根据靶点不同分为蛋白酶抑制剂、NS5B 聚合酶核苷类似物、NS5B 非核苷类似物、NS5A 抑制剂四类，此类药物抗病毒疗效与病毒基因型存在关联，有些可以用于所有基因型（即所谓的泛基因型药物），有的适用于部分基因型，需根据基因型检测结果选择方案；②长效干扰素联合利巴韦林，DAA 药物出现前，本方案曾被奉为"标准治疗方案"，随着 DAA 药物出现，并且因本方案禁忌证和不良反应较多，DAA 药物的优势逐渐突显出来，以后会逐渐取代本方案。

15. 丙肝真能治愈吗？

在很多人眼中，慢性丙肝同慢性乙肝一样无法治愈，患上了就感觉如同患上绝症一般，产生极大的心理压力。其实丙肝并没有这么可怕，随着目前 DAA 药物的使用，慢性丙肝可以在规范治疗后，有望得到治愈。国外数据显示，DAA

方案为基础的抗病毒治疗的患者，无肝硬化的慢性丙肝感染者的持续病毒学应答率可达到 90% ~ 100%，伴有肝硬化者持续病毒学应答率能达到 90%，即治疗结束后血中持续检测不到丙肝病毒。

16. 急性丙肝患者的抗病毒治疗药物该如何选择？

对于急性丙肝患者主要有下列两大类方案：①长效干扰素单药治疗，需用药 12 周，每周一次，持续病毒学应答率可达到 90% 以上；②DAA 治疗方案，根据基因型不同选择不同的药物联合，需用药 8 周，不需要联合利巴韦林，若丙肝病毒 RNA 滴度高于 6.0 log IU/ml，需用药 12 周。

17. 慢性丙肝患者的抗病毒治疗药物该如何选择？

对于慢性丙肝患者主要有下列两大类方案：①DAA 方案，依据患者丙肝病毒基因型检测结果选择不同的 DAA 药物，不同病毒基因型治疗周期不同；②长效干扰素联合利巴韦林方案，对于基因型 1、4、5、6 型患者需要治疗 48 周，持续病毒学应答率约 80%，对于 2、3 型患者，需要治疗 24 周，持续病毒学应答率大于 80%。

18. 丙肝病毒感染合并肾功能不全的患者该如何选择治疗方案？

此类患者应当首选不含干扰素、利巴韦林的 DAA 方案，若患者 GFR 小于 30 ml/min 提示患者肾脏代谢抗病毒药物的功能较差，不能使用 DAA 药物。

19. 直接抗病毒药物治疗期间需要定期监测些什么？

治疗过程中需要对抗病毒治疗疗效和药物安全性进行监

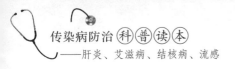

测：①疗效监测主要包括对治疗前，治疗第4、12周和治疗结束时，治疗结束后12、24周的丙肝病毒RNA滴度进行监测；②药物安全性监测，治疗过程中监测肝功能，避免部分患者在治疗过程中出现肝功能损害加重，治疗过程中应停止使用和DAA药物有相互作用的药物，如必须使用，应选择其他相互作用较少的DAA药物。

20．丙肝治疗的目标？

丙肝治疗的主要目标包括：病毒持续转阴、阻止疾病进展（肝炎和纤维化的进展）、症状改善。

21．哪些人群应积极进行抗丙肝病毒治疗？

丙肝治疗的目的是治愈丙肝病毒感染，避免肝硬化、肝癌的发生，已发生者则阻止疾病进一步发展。下列人群需积极进行抗病毒治疗：无论肝功能是否异常的慢性丙肝患者，肝穿刺活检提示明显肝纤维化或肝硬化的丙肝患者、有肝移植指征者、肝移植后丙肝再次复发者等。

22．丙肝肝硬化失代偿者抗病毒治疗时药物选择需要注意什么？

丙肝患者出现肝硬化失代偿后抗病毒治疗需避免使用含干扰素的方案，蛋白酶抑制剂类的DAA药物也不能使用。对于不伴肝癌患者，若行肝移植，应在肝移植后再进行抗病毒治疗，若需等待6个月以上再行肝移植者，应立即进行抗病毒治疗。

23．新生儿和儿童感染丙肝病毒该如何抗病毒治疗？

感染丙肝病毒的孕妇分娩的新生儿生后1~2个月检测

丙肝病毒 RNA 若阳性，则需及早诊断。2 岁后需接受抗病毒治疗，指征与成人相同，使用长效干扰素联合利巴韦林方案，根据儿童体表面积计算药物用量。DAA 药物因无儿童用药指征，所以暂未用于儿童抗丙肝病毒治疗。

24. 丙肝患者生活中应注意哪些?

丙肝患者在生活中应注意休息，出现黄疸和肝功能异常时住院期间尽量卧床休息，直至肝功能正常，仍需休息 1~2 个月，避免劳累和从事重体力劳动，戒酒，避免食用造成肝功能损害的药物。

25. 丙肝存在哪"两低"?

公众对丙肝的知晓率较低，据一项调查显示：公众对丙肝的知晓率仅仅只有 38%，并且医院的漏诊率也较高，而且至今，丙肝的漏诊率仍然高达 52%，近一半的病人没有得到有效治疗，导致治疗率低。

26. 感染丙肝病毒后没有症状需要治疗吗?

即使没有任何症状，若明确丙肝病毒 RNA 滴度阳性，则提示丙肝病毒现症感染，均建议进行抗病毒治疗，需要根据病毒 RNA 滴度和基因型检测结果选用不同的方案。

27. 母乳喂养会将丙肝病毒传染给婴儿吗?

丙肝病毒传播方式中的母婴传播，是指在子宫内和分娩过程中母亲将丙肝传染给胎儿，并不会经过消化道传播，但若出现母亲乳腺皮肤破损，应避免母乳喂养。

28. 接种疫苗能预防丙肝吗?

丙肝并没有预防的疫苗，因为丙肝病毒的包膜蛋白基因

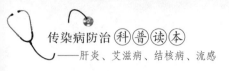

非常容易发生变异，目前预防丙肝病毒感染只有通过以下方式：严格把握献血指征、禁止静脉注射毒品，不共用注射器；固定性伴侣，使用安全套；不与他人共用剃须刀、牙刷等个人用品；及时包扎破损伤口。

29. 目前有方法对慢性丙肝孕妇进行母婴传播阻断吗？

目前并没有有效的母婴阻断的方法，若在分娩时丙肝病毒 RNA 阳性，则母婴传播的风险高达 4% ~7% ，若合并艾滋病毒感染，风险可增到 20%。对此类新生儿出生后 1~2 个月需检测丙肝病毒 RNA，及早明确有无感染，及早进行治疗。

30. 患有慢性丙肝的女性能怀孕吗？

慢性丙肝的女性若有生小孩的意愿，建议在规范的抗病毒治疗后，明确已达到持续性病毒学应答后再怀孕，若抗病毒治疗方案为长效干扰素联合利巴韦林者，需要在治疗结束后 6 个月才能怀孕，因为干扰素有抗细胞增殖作用，利巴韦林有致畸作用。

31. 妊娠妇女在妊娠期发现丙肝病毒感染需要流产吗？

因为目前没有有效的母婴阻断的方法，分娩时丙肝病毒 RNA 阳性，母婴传播的风险虽高达 4% ~7%，但因为目前丙肝是可以治愈的疾病，即使新生儿感染丙肝病毒，及早规范治疗是可以治愈的，因此可以选择继续妊娠。

32. 宝宝出生后丙肝病毒抗体阳性是感染了丙肝吗？

慢性丙肝的患者宝宝出生后因脐带血的缘故，体内可能存在丙肝抗体，因此新生儿丙肝抗体阳性不一定代表宝宝感染了丙肝病毒。有调查表明，丙肝抗体阳性的新生儿3年内绝大多数抗体会转阴，因此3岁后若抗体阳性，需检测丙肝病毒RNA进一步确诊。

33．丙肝经过治疗后，怎样才能算彻底治愈？

患者的转氨酶、胆红素恢复正常，并且丙肝病毒RNA持续阴性，达3年以上即可确定为治愈。

34．抗丙肝病毒的DAA药物绝对安全吗？

据美国FDA报道，存在乙肝病毒、丙肝病毒共感染患者接受直接抗病毒药物后乙肝病毒被激活的案例，因此抗丙肝的DAA药物并不是绝对安全。

35．哪些乙肝病毒、丙肝病毒共感染患者在接受DAA药物同时需要接受抗乙肝病毒治疗？

对于乙肝病毒、丙肝病毒共感染患者，依据2016年欧洲肝病学会指南：若检测出乙肝表面抗原阳性，或表面抗原阴性但核心抗体阳性且乙肝病毒DNA可检测出，在DAA药物治疗同时需要进行抗乙肝病毒治疗。

36．乙肝病毒、丙肝病毒共感染患者在接受DAA药物治疗过程中需要监测哪些指标？

对于乙肝病毒、丙肝病毒共感染患者若乙肝病毒DNA检测不出，此类患者在接受DAA药物治疗过程中，需要严密监测"乙肝两对半"、乙肝病毒DNA、肝功能，防止药物所致的乙肝再激活（目前DAA所致乙肝病毒再激活机制不明），以便及时开始抗乙肝病毒治疗。

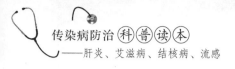

37. 丙肝患者痊愈后和正常人一样吗？

若治疗前没有肝纤维化，治愈后即可和正常人一样生活；若治疗前存在早期肝纤维化，清除病毒后可能出现一定程度的肝纤维化的逆转。

38. 肝硬化患者抗丙肝病毒治疗后肝硬化会逆转吗？

肝硬化代偿期患者抗丙肝病毒治疗后，可以阻止肝硬化的进展，肝硬化可能有一定程度的减轻，但无法完全恢复正常；若已出现肝硬化失代偿（即出现门脉高压腹水、凝血功能异常等），进行抗丙肝病毒治疗，虽不能逆转肝硬化，但可改善患者的预后，提高生存质量，延长生存期。

39. 丙肝病毒清除后患肝癌的概率会比正常人大吗？

丙肝患者抗病毒治疗结束后，若达到持续病毒学应答，简单来说即血中已检测不到丙肝病毒 RNA，那么患肝癌的风险大大降低；若治疗前已患有肝硬化，治愈后发生肝癌的风险就要高一些。

40. 丙肝肝硬化患者血清中检测不到病毒 RNA 后还需要监测病情吗？

所有丙肝肝硬化患者经抗病毒治疗后出现持续性病毒学应答后，仍应每 6 个月复查一次腹部彩超，因为肝硬化患者仍有发展为肝癌的风险，需要长期监测。

41. 丙肝治愈后还会复发吗？

通常所说的复发是指治疗后 24 周患者血清中丙肝病毒

RNA 仍能检出，若患者治疗后 24 周丙肝病毒仍然检测不出，已经提示出现持续性病毒学应答了，此种情况复发率是很低的，但不排除出现再感染的可能。

42．干扰素分哪些类型？治疗效果有差别吗？

主要包括普通干扰素和长效干扰素：①普通干扰素，特点主要包括皮下注射迅速吸收，由于药物半衰期短需要频繁给药，一周需注射 3 次，并且血药浓度不稳定，副作用较多；②长效干扰素，相比普通干扰素吸收缓慢，半衰期长，一周仅需注射 1 次，血药浓度更稳定，副作用相对减少。

43．若进行干扰素联合利巴韦林抗丙肝病毒治疗时病毒转阴缓慢该怎么办？

若治疗期间出现病毒转阴缓慢，如出现延迟病毒学应答，12 周血清中丙肝病毒 RNA 阳性，24 周时丙肝病毒 RNA 低于检测下限，则需要延长疗程至 48 周。

44．若进行干扰素联合利巴韦林抗丙肝病毒治疗时病毒无应答该怎么办？

病毒无应答是指治疗第 24 周丙肝病毒 RNA 下降小于 2 次方，出现此种情况时目前指南建议停止当前方案，优先考虑选用 DAA 药物抗病毒治疗方案。

45．如何有效预防丙肝病毒感染？

目前由于缺乏有效的丙肝疫苗，因此预防丙肝病毒感染，仅能从积极治疗感染者、阻断传播途径两方面着手：

（1）积极治疗感染者：提倡对丙肝病毒高流行人群或者

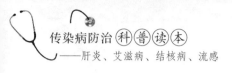

具有丙肝病毒危险接触行为史的人员进行丙肝病毒的筛查，做到早发现、早治疗。

（2）针对丙肝的传播途径进行阻断：①加强宣传工作，促使患有丙肝的育龄期女性及早就医治疗，对新生儿进行筛查，感染者及早治疗；②对捐献的血液进行丙肝病毒检测，提倡使用一次性针头，避免到不正规口腔诊所、针灸诊所就诊，避免交叉使用剃须刀、牙刷等生活用品；③避免多个性伴侣，提倡安全性行为，正确使用安全套。

第六节　丁型肝炎

1. 哪些人群属于丁肝的易感人群？

由于丁肝病毒属于一种特殊的缺陷病毒，需要伴随乙肝病毒感染，因此乙肝病毒感染者为本病毒的易感人群，尤其是长期使用血制品和静脉吸毒者。

2. 丁肝当前的感染流行现状？

丁肝病毒感染呈全球性分布，全球有 1 500 万~2 000 万丁肝病毒感染者，西方国家感染率较高，但近年随着乙肝疫苗普及和公共卫生事业的发展，感染率也随之下降。中国调查报告提示有地方性流行，各地 HBsAg 阳性者丁肝病毒感染率为 0~32%，总的看，北方偏低，南方偏高。

3. 丁肝病毒和乙肝病毒重叠感染对病情的影响？

丁肝病毒与乙肝病毒重叠感染，两种病毒同时损伤肝细胞，不仅会加重患者病情，还易使乙肝病毒感染朝着慢性化发展，更易进展为肝硬化。

4. 丁肝病毒感染分为几类?

丁肝病毒感染分为两大类:①丁肝病毒与乙肝病毒同时感染,此种情况多见于输注血制品后和透析患者,大部分患者多于 12 周内出现两种病毒的自行清除,预后较好,仅有 2% 的患者发展为慢性感染;②丁肝病毒与乙肝病毒重叠感染,患者在已感染乙肝病毒的基础上,后感染丁肝病毒。急性丁肝患者往往肝炎症状较重,可进展为重型肝炎,有 70% ~90% 的患者可转为慢性。慢性丁肝患者往往迅速进展为肝硬化,且病情较重。

5. 确诊丁肝病毒感染需要做哪些检查?

诊断丁肝病毒感染可选用血清抗丁肝病毒抗体、丁肝病毒抗原、丁肝病毒 RNA。抗丁肝病毒抗体包括抗丁肝病毒 IgM 和抗丁肝病毒 IgG,丁肝病毒感染后 1 ~ 2 个月即可检出。丁肝病毒抗原也是病毒复制的标志,有助于疾病的早期诊断治疗;血清中检测出丁肝病毒 RNA 可以明确丁肝病毒感染,可算作直接证据。

6. 哪些患者需要考虑丁肝病毒感染?

依据丁肝病毒感染必定相伴乙肝病毒感染的特性,因此需要考虑丁肝病毒感染的均为乙肝病毒感染者,特别是那些无症状的慢性乙肝表面抗原携带者突然出现肝炎发病或已存在慢性肝炎者突然无明确原因的病情加重等情况,需要对丁肝病毒感染进行筛查。

7. 感染丁肝病毒后如何治疗?

目前仅有干扰素被批准使用于治疗丁肝,且用量较大,需治疗 12 个月,由于干扰素存在较多禁忌证,对于终末期

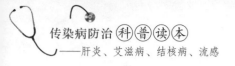

肝病的丁肝患者唯一有效的措施是肝移植，且为了降低复发概率，移植前和移植后需要给予拉米夫定联合乙肝免疫球蛋白预防方案。

8. 在生活工作中如何预防丁肝？

由于缺乏特异性的预防丁肝病毒感染的方法，只有从乙肝入手，针对未感染者，接种乙肝疫苗预防，乙肝感染者，积极治疗，并且加强供血者的筛选。此外还需从传播途径入手，避免受血者感染丁肝病毒，避免使用一次性针头，禁止静脉吸毒，正确使用安全套等。

第七节　戊型肝炎

1. 戊肝病毒最初是怎样被发现的？

最初人类还未发现戊肝病毒前，戊肝被称为非甲、非乙型肝炎，在一次试验中一群苏联学者利用电子显微镜从一名感染者的粪便中发现了一种病毒颗粒，并用来感染灵长类动物获得成功，由此才发现了此病的病原体，之后，美国科学家成功克隆出了此病毒，将其命名为戊肝病毒。

2. 戊肝病毒基因分哪些型，各有什么特点？

戊肝病毒基因主要分为 4 个型，我国以Ⅳ型为主，还包括一部分Ⅰ型病毒株。不同病毒株有其不同的特点：Ⅰ、Ⅱ型毒株仅能从人类身上分离得到，此类毒株能在人与人之间引起大规模戊肝暴发流行。Ⅲ、Ⅳ型毒株主要从猪体内分离得到（猪是其天然宿主），也可存在于鹿、驴等动物体内，可感染人引起人类患病，属于人兽共患病。

3. 戊肝的传染源有哪些？

戊肝的传染源主要包括戊肝患者和无症状或症状轻微的感染者（医学上称为亚临床感染者）、感染戊肝病毒的动物，如猪、鹿、牛、鸡、羊等均可作为传染源。

4. 戊肝患者在疾病的什么时期传染性较强？

戊肝患者在潜伏末期和发病的急性期传染性最强，戊肝患者粪便排病毒会持续到发病后 20 天，因此需要隔离到发病后 3 周。

5. 哪些人群属于戊肝的易感人群？

人对戊肝病毒普遍易感，在青壮年中发病率较高，儿童感染戊肝病毒后，症状多较轻或无症状，成人感染后多出现急性戊肝发病。

6. 哪些人群感染戊肝后容易出现重型肝炎？

孕妇、慢性乙肝患者、老年人、婴幼儿感染戊肝病毒后容易发生重型肝炎，症状较重，疾病进展快，死亡率较高。

7. 戊肝病毒感染后一定不会出现慢性化吗？

戊肝病毒感染后若机体无法清除病毒，还是会呈现慢性化感染，主要见于以下免疫缺陷状态的患者：器官移植后长期服用抗排异药物者、放疗化疗的肿瘤患者、艾滋病患者等。

8. 戊肝在我国的感染流行现状？

戊肝流行多发生在农村人群，我国新疆曾发生过一次由水源污染所致的迄今为止世界上最大的一次戊肝流行，发病上万例。现主要以基因型 I 和 IV 型为主，呈散发和偶发为

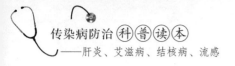

主，主要为水源和食物污染所致。

9. 戊肝流行与季节有关吗？

戊肝流行与季节有关，流行多发生在雨季和洪水后，戊肝病毒可随水流污染水源，引起戊肝病毒传播流行，然而散发的戊肝病例与季节无明显关系。

10. 戊肝病毒是怎样侵入人体致病的？

戊肝病毒经口腔进入肠道，经过门静脉进入肝脏，病毒在肝脏内复制，人体的免疫系统通过识别病毒的肝细胞，引起肝细胞溶解，导致肝脏损伤。

11. 戊肝病毒感染后发病的潜伏期有多久？

戊肝病毒感染后潜伏 2～10 周可出现临床表现，平均为 40 天。

12. 戊肝的临床表现分型有哪些？

戊肝的临床表现主要分为急性黄疸型肝炎、急性无黄疸性肝炎、重型肝炎三型。

（1）急性黄疸型肝炎：以发热、皮肤发黄、眼白发黄、全身乏力、厌油、恶心、呕吐、腹痛、腹泻等消化道症状为主要表现，可出现肝、脾肿大。

（2）急性无黄疸型肝炎：症状较轻，可有轻度消化道症状，或无明显症状。

（3）重型肝炎：此类患者症状较重，疾病进展快，除可出现类似急性黄疸型肝炎症状外，还可出现皮肤、黏膜出血，消化道出血、腹水、肝昏迷等危急情况，死亡率较高。

13. 确诊戊肝感染需要做哪些检查？

对于疑似感染戊肝病毒患者，需要进行血清抗戊肝病毒抗体的检测，分为抗戊肝病毒 IgM 和抗戊肝病毒 IgG，抗戊肝病毒 IgM 出现在急性感染期，可以用来鉴别现症感染和既往感染。还需检测血中的戊肝病毒 RNA，若出现阳性可确诊为戊肝。

14. 戊肝患者的预后怎样，病死率高吗？

大部分患者预后良好，因为戊肝感染后多可自行痊愈，多不会慢性化感染，疾病多在 6 周内康复，仅有少部分特殊人群感染容易出现重症肝炎，如孕妇重症戊肝死亡率一般为 5% ~25%。

15. 感染戊肝病毒后如何治疗？

对于急性戊肝患者，主要予以保肝治疗，疾病可自行痊愈，并不需要抗病毒治疗；对于重型肝炎患者存在出血风险者，可以通过输注新鲜冰冻血浆补充凝血因子；对于已发生暴发性肝衰竭患者唯一有效的方法是肝移植。

16. 如何预防戊肝病毒感染？

预防戊肝主要通过以下方法：①控制传染源，隔离并积极治疗戊肝患者；②切断传播途径，保护水源防止粪便污染、加强食物卫生管理；③保护易感人群，对高危人群接种疫苗。

17. 猪肉不煮熟也有可能感染戊肝吗？

因为猪是戊肝病毒的自然宿主，猪肉中可能存在戊肝病毒，因此进食未煮熟的肉类制品、海鲜等存在感染戊肝病毒

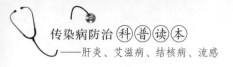

的风险，动物制品及其内脏、海鲜被彻底煮熟后再传播戊肝病毒的风险非常低。

18．哪些人属于戊肝感染的高危人群？

乙肝病毒感染者、献血者、长期于戊肝流行地区工作的人员、兽医、长期接触动物的饲养员、屠宰场工作人员、对外劳务援助者、海员、维和部队、医务人员、出境旅游者及学生等均属于戊肝感染的高危人群，推荐接种戊肝疫苗。

19．戊肝疫苗该如何接种？

接种戊肝疫苗同乙肝疫苗类似，需接种3针，分别于0月、1月、6月接种。

20．哪些人群不适合接种戊肝疫苗？

下列人群不适合接种戊肝疫苗：①既往有疫苗过敏史的；②凝血功能异常的；③处在某些感染性疾病的发作期者。

21．哪些地方可以接种戊肝疫苗？

下列机构可接种戊肝疫苗：①疾病预防控制中心；②社区卫生服务中心；③有疫苗接种资质的卫生机构；④卫生院。

22．接种戊肝疫苗后的保护率高吗？

有研究表明，接种戊肝疫苗预防戊肝的保护率为100%，接种后4~5年疫苗的保护作用不会随时间而减弱。

参考文献

[1] 程朋,李运明,朱亚杰,等.糖尿病住院患者肝癌患病率调查分析 [J].中国肿瘤,2015,24 (05):373-375.

[2] 娄宪芝,那妍.慢性肝病合并肝源性糖尿病患者肝功、糖耐量及空腹胰岛素水平的研究 [J].中国保健营养(下旬刊),2013,(5):2248-2249.

[3] Minagawa M, Ikai I, Matsuyama Y, Yamaoka Y, Makuuchi M. Staging of hepatocellular carcinoma: assessment of the Japanese TNM and AJCC/UICC TNM systems in a cohort of 13, 772 patients in Japan [J]. Annals of surgery, 2007 Jun, 245 (6): 909-22.

[4] 孙海泉.中国大陆地区 2008~2012 年丙肝流行规律及空间聚集性分析 [D].中国疾病预防控制中心,2014.

[5] 刘炜炜,胡跃华,于石成,等.中国大陆地区 2008~2013 年丙肝发病时空聚集性及社会经济影响因素 [J].中国公共卫生,2016,32 (04):482-487.

[6] 林果为,王吉耀,葛均波.实用内科学 [M].第 15 版.北京:人民卫生出版社,2017.

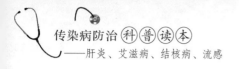

第二章 艾滋病

第一节 免疫相关知识

1. 什么是免疫?

免疫是指机体的一种生理性保护功能,它包括机体对异物(如细菌、病毒等)的识别、清除等过程。在这些过程中机体自身也可受到损伤。

2. 免疫系统是由什么组成的?

免疫系统是由免疫器官(骨髓、脾脏、淋巴结、扁桃体、胸腺等)、免疫细胞(淋巴细胞、单核吞噬细胞、中性粒细胞、嗜碱粒细胞、嗜酸粒细胞、肥大细胞等),以及免疫活性物质(抗体、溶菌酶、补体、免疫球蛋白、干扰素、白细胞介素、肿瘤坏死因子等细胞因子)组成。

3. 免疫系统有什么作用?

免疫系统有三大作用:

一是免疫防御:指人体抵御病原体的侵害,使人免患感染性疾病的作用。当该功能过于亢进或低下,都会使机体功能发生障碍。

二是免疫自稳：人体组织细胞新陈代谢，免疫系统能及时把衰老和死亡的细胞识别出来，并把它们清除出去，从而保持人体的稳定。该功能异常时，发生自身免疫病。

三是免疫监视：免疫系统具有识别、杀伤并及时清除体内突变细胞，防止肿瘤发生的功能，称为免疫监视。免疫监视是免疫系统最基本的功能之一。

4．免疫有哪几道防线？

人体共有三道防线：

第一道防线：是由皮肤和黏膜构成的，不仅能够阻挡病原体侵入人体，而且它们的分泌物（如乳酸、脂肪酸、胃酸和酶等）还有杀菌的作用。呼吸道黏膜上有纤毛，可以清除异物。

第二道防线：是体液中的杀菌物质和吞噬细胞，人人生来就有，不针对某一种特定的病原体，对多种病原体都有防御作用。

第三道防线：特异性免疫。主要由免疫器官和免疫细胞组成，其中，B 淋巴细胞"负责"体液免疫；淋巴 T 细胞"负责"细胞免疫。

第一、二道防线，就好比杀毒软件本体，第三道防线就好比病毒/木马专杀软件。

只有三道防线同时、完整、完好发挥免疫作用，我们的身体健康才能更充分的得到保证。

5．什么是 CD4$^+$T 淋巴细胞？

CD4$^+$T 淋巴细胞是人体免疫系统中一种重要的免疫细胞。人类免疫缺陷病毒（HIV）主要攻击人体的 CD4$^+$T 淋

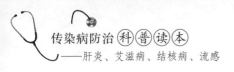

巴细胞，CD4$^+$T 淋巴细胞计数能够直接反应人体免疫功能，是反映 HIV 感染病人免疫系统损害状况最明确的指标。

正常成人体内的 CD4$^+$T 淋巴细胞数量维持在一定的水平，但是当感染 HIV 后，感染者的 CD4$^+$T 淋巴细胞可能会出现不同程度的下降，提示感染者的免疫系统受到了严重损害，当 CD4$^+$T 淋巴细胞小于 200 个/μl 时，发生多种机会性感染或肿瘤的概率大大增加。

6. 什么是免疫缺陷？

免疫缺陷是指由于人体的免疫系统发育缺陷或免疫反应障碍导致人体抗感染能力低下，临床表现为反复感染或肿瘤。

7. 什么是免疫缺陷病？

免疫缺陷病是一组由于免疫系统发育不全或遭受损害所致的免疫功能缺陷引起的疾病。分为原发性免疫缺陷病和继发性免疫缺陷病。继发性免疫缺陷病可发生在任何年龄，多因严重感染、恶性肿瘤、放化疗等引起。艾滋病就是一种获得性免疫缺陷病。

第二节　疾病概述

1. 什么是艾滋病？

艾滋病的全称是"获得性免疫缺陷综合征"。中文根据英文全称（acquired immune deficiency syndrome）缩写为"AIDS"，音译为"艾滋病"。

从这个名字我们可以知道，艾滋病是获得性的，它是后天获得的而不是先天就有的；艾滋病是一种免疫缺陷病，主要侵害人体的免疫系统从而使人体免疫功能低下。艾滋病是一种综合征，它是由于免疫缺陷导致的各种机会性感染、肿瘤而出现的复杂症候群。

2. HIV 感染者与艾滋病患者是什么？二者有何不同？

艾滋病病毒进入人体繁殖需要一定的时间。在免疫功能还没有受到严重破坏，感染者没有明显的症状，这个时间我们叫艾滋病病毒感染者。当感染者的免疫功能遭到一定程度损害，发生各种机会性感染等情况时，感染者就成为艾滋病患者了。HIV 感染者到艾滋病患者需数月至数年。

第三节　病原学、发病机制

1. HIV 是什么？

HIV 是人类免疫缺陷病毒的缩写。它生存于人的淋巴结、血液中，HIV 主要攻击人体免疫系统。HIV 主要攻击人体 CD4$^+$T 淋巴细胞，CD4$^+$T 淋巴细胞被大量破坏后可使整个人体免疫系统濒临崩溃，最终人体变得毫无抵抗力，小小的感冒都可能要命。

2. HIV 有哪几种类型？

HIV 可以分为两型：HIV-1 和 HIV-2。HIV-1 是世界上主要的流行型，HIV-2 主要集中在非洲西部。HIV-1 可以继续分为三个组：M 组、O 组和 N 组，其中 M 组又可分为多种不同的亚型；HIV-2 可以分为流行型和非流行型。

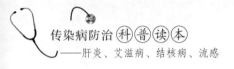

3. HIV 有何特性？

HIV 活力很顽强，针尖大小的一滴血遇到新鲜的淋巴细胞，艾滋病毒仍可在其中不断复制，仍可以传播。但是 HIV 非常脆弱，液体中的 HIV 加热到 56℃ 10 分钟即可灭活。如果煮沸，可以迅速灭活；37℃时，用 70% 的酒精、10% 漂白粉、2% 戊二醛、4% 福尔马林、35% 异丙醇、0.5% 来苏水和 0.3% 过氧化氢等消毒剂处理 10 分钟，即可灭活。

4. HIV 有何弱点？

HIV 只能在血液和体液中活的细胞中生存，不能在空气、水及食物中存活，离开了血液和体液，病毒很快就会死亡。带病毒的血液或体液直接进入到另一个人体内时才能传播。日常生活中的接触，如：握手、接吻、共餐、接触物品，接触汗液等都不会感染艾滋病。

5. HIV 怎样破坏人体免疫系统？

HIV 进入人体后主要寄生于免疫系统的 CD4$^+$T 淋巴细胞内，艾滋病病毒与 CD4$^+$T 淋巴细胞紧密结合。人体自身不能分开它们，自然杀伤细胞（NK 细胞）通过抗体依赖性细胞毒（ADCC）能杀伤和溶解被 HIV 感染的细胞，但是机体在清除病毒时自身也受到损害。而且 HIV 是一种逆转录病毒，非常容易发生变异，这使得它可以逃脱免疫监视，很难被彻底清除。当 HIV 激活时，细胞内的病毒激活，病毒大量复制，并从细胞中释出，侵犯人体正常的 CD4$^+$T 淋巴细胞。这样 HIV 在感染者体内不断增殖，CD4$^+$T 淋巴细胞不断被破坏，最终导致感染者免疫系统崩溃，毫无抵抗力，死于各种机会性感染。

第四节 流行病学

1. 艾滋病流行有什么特点？

目前我国艾滋病疫情总体呈上升的趋势，据统计，2012年我国艾滋病病毒感染者以及艾滋病患者总数为 78 万人；2013 年我国艾滋病病毒感染者以及艾滋病患者总数为 84 万人；2014 年我国艾滋病病毒感染者以及艾滋病患者总数为 88 万人；2015 年我国艾滋病病毒感染者以及艾滋病患者总数为 91 万人。从以上数据可看出，虽然我国每年新增艾滋病感染者呈现下降的趋势，但是我国艾滋病人口涉及全国所有省、自治区、直辖市，且逐渐由高危人群向一般人群扩散。

当前我国艾滋病流行的特点：①艾滋病疫情进一步减缓，近年艾滋病防治效果开始显现；②性传播成为主要传播途径；③全国艾滋病疫情总体呈低流行，部分地区疫情严重；④全国受艾滋病影响的人群增多，流行模式多样化，青年和老年增加幅度巨大。

2. HIV 主要存在于人体哪些地方？

HIV 在人体中分布广泛，但主要存在于艾滋病病毒感染者的血液、精液、阴道分泌物、乳汁、伤口渗出液中；眼泪、唾液和汗液，存在的数量很少，一般不会导致艾滋病的传播。

3. 如何确定具有传染性的暴露源？

传染性的暴露源主要包括血液、精液和阴道分泌物。粪

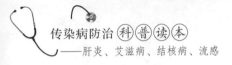
便、鼻分泌物、唾液、痰液、汗液、泪液、尿液及呕吐物通常认为不具有传染性。

4．艾滋病传播的途径有哪些？

（1）性接触传播：HIV 可通过性接触传播。性交、肛交、口交等都会传播 HIV。艾滋病感染者的精液或阴道分泌物中有大量的病毒，当性交造成生殖器黏膜的破损，即使是细微损伤，病毒也可侵入。

（2）血液传播：当输入含有 HIV 的血液时将会被感染。血液制品传播：输入含有艾滋病病毒的血液制品有可能感染上 HIV。共用针具的传播：静脉吸毒者共用针具；使用被艾滋病病毒感染的注射器。

（3）母婴传播：艾滋病病毒感染的母亲，怀孕、分娩、母乳喂养，孩子很可能受到感染。

5．HIV 病毒传染的条件？

HIV 广泛存在于 HIV/AIDS 患者体内的血液、精液、阴道分泌物、乳汁等各组织器官中，但是感染 HIV 必须要具备以下条件。

（1）排毒：病毒能够从感染者体内排出。

（2）存活：排出体外的病原体能够存活。

（3）数量：排出的病毒有足够的数量。

（4）进入：病毒有条件进入人体。

6．日常接触会传播艾滋病吗？

①拥抱、握手不会感染艾滋病；②共同进餐不会感染艾滋病；③语言交流不会感染艾滋病；④咳嗽、打喷嚏不会传播艾滋病；⑤共用卫生洁具不会感染艾滋病；⑥共用劳动工

具不会感染艾滋病；⑦蚊虫叮咬不会感染艾滋病；⑧共同洗澡、游泳不会感染艾滋病。

7. HIV 感染的高危人群？

HIV 感染的高危人群有：男同性恋者、静脉注射毒品依赖者、与 HIV 感染者经常有性接触者。

8. 接吻会传染 HIV 吗？

正常人完好无破损的皮肤具有良好的屏障作用。接吻不会传染艾滋病病毒。艾滋病病毒感染者的唾液中艾滋病病毒极少，不足以造成感染。美国科学家还在唾液中发现了某种被称为"分泌性白细胞抑制蛋白酶"的蛋白质，这种蛋白质可以有效地抑制艾滋病病毒感染人体免疫细胞。所以一般接吻不会造成艾滋病传播。

9. 被针扎到会不会感染 HIV 呢？

这取决于针具上是否带有艾滋病病毒、病毒的含量以及病毒是否存活、针具口径大小、针刺深度等条件以及当时的处理情况。如果是艾滋病病毒感染者使用过的针头，那感染的可能性还是很大的。

10. 献血会不会感染 HIV？

到正规的血站无偿献血是不会感染 HIV 的。这是因为采血单位所使用的针头和血袋是经过严格灭菌消毒的。

11. 共用牙刷和剃须刀可能感染 HIV 吗？

若有牙龈出血或是皮肤破损，共用牙刷或是剃须刀还是有可能感染 HIV 的。

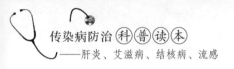

12. 公用卫生洁具会感染 HIV 吗？

艾滋病病毒不会通过共同使用餐具、握手、共同使用办公用品、共用马桶等途径传播给其他人，因为在这些日常接触中艾滋病病毒传播的条件不足，艾滋病病毒不大可能通过这些途径排出，即使有，量也极少。

13. 共同洗内衣会染病毒吗？

通过大量的反复漂洗，残留在衣物上的 HIV 也会大大减少，不足以达到引起感染的量，而且 HIV 在外界环境中存活时间短。

14. 刺青会传染 HIV 吗？

如果刺青的工具被感染者的血液污染，未经正规严格消毒就给另外一个人重复使用，就有可能传染 HIV。

15. 卫生工作者感染 HIV 的风险大吗？

卫生工作者在工作中感染 HIV 的风险极低，但相对其他职业风险高些。主要是针刺伤，但是只要严格遵守操作规程，发生职业暴露后及时处理，还是不容易感染上 HIV 的。

16. 为什么静脉吸毒容易感染 HIV？

静脉注射时 HIV 感染者的血液会进入针头和注射器，感染的血液可以由此直接进入另一个人的血液中。

17. 为什么感染了 HIV 后还要防止再次受感染？

HIV 是逆转录病毒，容易变异，有不同的亚型，在同一亚型里，不同毒株的毒力大小不同。HIV 是可以重复感染的。一个人可能同时感染几个不同的亚型。

第五节 临床表现

1. 什么是艾滋病窗口期？

HIV 进入人体需要经过一段时间才会产生抗 HIV 抗体，在此期间 HIV 抗体检测阴性，这段时间称为窗口期。处于窗口期的感染者可能没有任何症状。目前我国官方将窗口期时间定为 3 个月，如果 3 个月之后，血液检测 HIV 抗体仍为阴性时，一般可以排除 HIV 感染；如有高危行为，应在 2～3 个月再复查一次，如仍为阴性可以排除 HIV 感染。

2. 窗口期的感染者是否有传染性？

在窗口期的感染者体内已有 HIV，因此同样具有传染性。窗口期内的传染性一般在末期传染的可能性更大。

3. 窗口期的长短与病毒摄入量有关吗？

窗口期是 HIV 进入人体到检测到 HIV 抗体这段时间。它取决于机体产生 HIV 抗体的速度，还有就是现有方法检测到 HIV 抗体的灵敏度。由于个体间的差异，很难通过摄入的病毒量来推断窗口期时间的长短。

4. 何为艾滋病的"潜伏期"？

人感染 HIV 后不会立即出现症状，要经过很长的病毒携带期，即潜伏期，该期特点是没有临床症状，为无症状的 HIV 感染者，可查到病毒抗体。潜伏期长短，因人、因感染方式及地区不同而异，短至数月，长达数年。

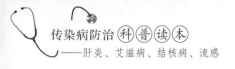

5. 高危行为后，出现了一些可疑的症状，是否感染了 HIV？

发生高危行为，反复出现低热、寒战、消瘦、疲乏无力、慢性腹泻是某些 HIV 感染者的早期症状，但这些症状不是 HIV 感染的特有症状，必须依赖血液 HIV 抗体检测来判断。

6. 艾滋病是怎么分期的，各期有什么特点？

急性期：通常发生在初次感染 HIV 后 2～4 周。大多数患者临床症状轻微，以发热最为常见，可伴有咽痛、盗汗、恶心、呕吐、腹泻、皮疹、关节疼痛、淋巴结肿大及神经系统症状。此期 CD4$^+$T 淋巴细胞计数一过性减少，CD4$^+$/CD8$^+$T 淋巴细胞比值亦可倒置。部分患者可有轻度白细胞和血小板减少，或肝功能异常。

无症状期：此期持续时间一般为 6～8 年。其时间长短与感染病毒的数量和型别、感染途径、机体免疫状况的个体差异、营养条件及生活习惯等因素有关。在无症状期，HIV 在感染者体内不断复制，CD4$^+$T 淋巴细胞计数逐渐下降，同时具有传染性。

艾滋病期：为感染 HIV 后的最终阶段。患者 CD4$^+$T 淋巴细胞计数多 <200 个/μl，HIV 血浆病毒载量明显升高。此期主要临床表现为 HIV 相关症状、各种机会性感染及肿瘤。

HIV 相关症状：主要表现为持续 1 个月以上的发热、盗汗、腹泻；体重减轻 10% 以上。部分患者表现为神经精神症状，如记忆力减退、精神淡漠、性格改变、头痛、癫痫及痴呆等。还可出现持续性全身淋巴结肿大。

7. 什么叫机会性感染？

机会性感染，是指一些在人体免疫功能正常时不能致病的微生物，在人体免疫功能降低时，这些微生物乘虚进入人体致病，被称为机会性感染。能引起艾滋病机会性感染的病原种类多，常常是多种病原混合感染。艾滋病机会性感染累及的器官和系统广泛。肺型机会性感染中以肺孢子虫肺炎最为常见；中枢神经系统型机会性感染以弓形虫病最常见；胃肠型机会性感染中以隐孢子虫病最常见；无名热型机会性感染则与分枝杆菌感染有关。

8. 常见机会性感染哪些？

肺孢子菌肺炎、结核病、非结核分枝杆菌感染、巨细胞病毒感染、单纯疱疹和水痘带状疱疹病毒感染、弓形虫脑病、真菌感染等。

9. 艾滋病相关肿瘤有哪些？

主要有淋巴瘤和卡波西肉瘤。确诊依赖病理活检。治疗需根据患者的免疫状态给予个体化综合性治疗，包括手术、化疗和放疗。

第六节　实验室检测

1. HIV/AIDS 的实验室检测主要有哪些？

实验室检测包括 HIV 抗体检测、HIV 核酸定性和定量检测、CD4$^+$T 淋巴细胞计数、HIV 基因型耐药检测等。

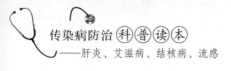

2. 怎样才能确认感染了 HIV？

要确认感染了 HIV，必须结合流行病学史（如高危性行为、静脉注射吸毒史、输入未经检测的血液制品及职业暴露史等）、临床表现和实验室检查进行综合判断，最终以实验室检查结果为准。

3. 什么是 HIV 抗体检测？

HIV 抗体指艾滋病病毒进入人体后，人体自身的免疫系统所产生的抗体，一般需要 2～12 周血液中才能检测出，血清中 HIV 抗体是判断 HIV 感染的间接指标，也是最常见的检测 HIV 病毒感染的实验室方法。

4. HIV 抗体检测流程是什么？

HIV－1/HIV－2 抗体检测包括筛查试验和补充试验。在医院中，一般通过实验室检查筛查 HIV 抗体是否阳性，若 HIV 抗体阳性，医生会与你单独沟通，并做好保密工作，并需要再留取一管受检者的血行 HIV 补充实验。一般来说，HIV 的确诊需由疾控中心或由疾控中心授权有资质的医院给出，不管检测结果如何，疾控中心都会告知你结果。

5. HIV 检测有什么好处？

通过 HIV 检测，可以尽早知道自己有没有感染上 HIV，如果感染了，可以及时治疗，延缓症状出现，延长寿命。同时采取措施防止感染他人。

6. HIV 抗体检测结果的含义是什么？

HIV 抗体检测阳性表明感染了 HIV。HIV 抗体阴性，表明没有感染 HIV 或此人感染了 HIV，但处于"窗口期"，需

3～6个月后再次复查。

7. 判断疾病进展、临床用药、疗效和预后的指标是什么?

HIV核酸定量（病毒载量）和CD4$^+$T淋巴细胞计数是判断疾病进展、临床用药、疗效和预后的两项重要指标。

8. 为什么要进行HIV基因型耐药检测?

可为高效抗反转录病毒治疗（HAART）方案的选择和更换提供指导。

9. CD4$^+$T淋巴细胞计数的检测间隔时间?

根据患者的具体情况由临床医师决定：一般建议对于CD4$^+$T淋巴细胞计数>350个/μl的无症状HIV感染者，每6个月应检测1次；对于已接受HAART的患者在治疗第1年内应每3个月检测1次，治疗1年以上且病情稳定的患者可改为每6个月检测1次。对于抗病毒治疗后患者体内病毒被充分抑制，CD4$^+$T淋巴细胞计数长期处于稳定水平的患者无需频繁进行检测：CD4$^+$T淋巴细胞计数在300～500个/μl的患者建议每12个月检测1次；>500个/μl的患者可选择性进行CD4$^+$T淋巴细胞计数检测。但对于以下患者则需再次进行定期的CD4$^+$T淋巴细胞计数检测：发生病毒学突破患者、出现艾滋病相关临床症状的患者、接受可能降低CD4$^+$T淋巴细胞计数治疗的患者。

10. HIV病毒载量检测频率是怎样的?

对于已接受抗病毒治疗6个月以上、病毒持续抑制的患者，可每6个月检测1次。HAART6个月内或病毒载量抑制

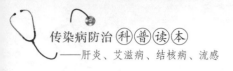
不理想或需调整治疗方案时病毒载量的检测频率需根据患者的具体情况由临床医师决定。

第七节 艾滋病的诊断及治疗

1. 艾滋病的诊断原则是什么？

HIV/AIDS 的诊断需结合流行病学史、临床表现和实验室检查等进行综合分析，慎重做出诊断。

（1）成人及 18 个月龄以上儿童，符合下列一项者即可诊断：①HIV 抗体筛查试验阳性和 HIV 补充试验阳性（抗体补充试验阳性或核酸定性检测阳性或核酸定量 > 5 000 cp/ml）；②分离出 HIV。

（2）18 个月龄及以下儿童，符合下列一项者即可诊断：①为 HIV 感染母亲所生和 HIV 分离试验结果阳性；②为 HIV 感染母亲所生和两次 HIV 核酸检测均为阳性（第二次检测需在出生 4 周后进行）。

2. 艾滋病急性期的诊断标准？

患者近期内有流行病学史和临床表现，结合实验室 HIV 抗体由阴性转为阳性即可诊断，或仅根据实验室检查 HIV 抗体由阴性转为阳性即可诊断。

3. 艾滋病无症状期的诊断标准？

有流行病学史，结合 HIV 抗体阳性即可诊断，或仅实验室检查 HIV 抗体阳性即可诊断。

4. 艾滋病期的诊断标准？

流行病学（如有无与艾滋病患者有性接触、静脉吸毒、共用针具等）、实验室检查 HIV 抗体阳性，加下述各项中的任何一项，即诊断为艾滋病。或者 HIV 抗体阳性，而 $CD4^+$ T 淋巴细胞数 <200 个/μl，也可诊断为艾滋病。

（1）不明原因的持续不规则发热38℃以上，>1个月。

（2）腹泻（粪便次数多于3次/日），>1个月。

（3）6个月之内体重下降10%以上。

（4）反复发作的口腔真菌感染。

（5）反复发作的单纯疱疹病毒感染或带状疱疹病毒感染。

（6）肺孢子菌肺炎。

（7）反复发生的细菌性肺炎。

（8）活动性结核或非结核分枝杆菌病。

（9）深部真菌感染。

（10）中枢神经系统病变。

（11）中青年人出现痴呆。

（12）活动性巨细胞病毒感染。

（13）弓形虫脑病。

（14）青霉菌感染。

（15）反复发生的败血症。

（16）皮肤黏膜或内脏的卡波西肉瘤、淋巴瘤。

5. 什么是艾滋病阻断药物？

阻断药物是指可作为 RT（HIV 在转录 DNA 过程中起主导作用的酶）的底物或竞争性抑制药从而阻止病毒复制的药

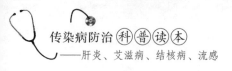

物。这类药物主要分为以下五类：

（1）核苷类反转录酶抑制药（NRTIs）：主要治疗 AIDS 及其相关综合征，减少机会性感染，但仍无法根治 AIDS，且大多数有严重不良反应，需长期或终身用药。

（2）非核苷类反转录酶抑制药（NNRTIs）：该药与其他抗 HIV 药合用治疗 HIV 感染，包括新近感染而无症状的患者。

（3）蛋白酶抑制药（PIs）：该类药物与核苷类联用可有效地抑制 HIV 复制，并减少不良反应。

（4）侵入抑制药：本类药物以干扰 HIV 与宿主细胞的黏附融合而达到抗病毒的作用。

（5）整合酶抑制药：这类药物抑制整合酶对病毒基因与宿主细胞基因的整合作用，第 1 个药物美国 FDA 即将批准。

表 2-1　国内现有抗反转录病毒（ARV）药物介绍

药物名称	缩写	类别	用法与用量	主要不良反应	ARV 药物间相互作用和注意事项	备注
齐多夫定	AZT	NRTIs	成人：每次 300 mg，2 次/天 新生儿/婴幼儿：2 mg/kg，4 次/天 儿童：160 mg/m² 体表面积，3 次/天	1. 骨髓抑制、严重的贫血或中性粒细胞减少症 2. 胃肠道不适：恶心、呕吐、腹泻等 3. 磷酸肌酸激酶（CPK）和 ALT 升高；乳酸酸中毒和/或肝脂肪变性	不能与司他夫定合用	已有国产药

药物名称	缩写	类别	用法与用量	主要不良反应	ARV药物间相互作用和注意事项	备注
拉米夫定	3TC	NRTIs	成人:每次150 mg,2次/天 或 每次300 mg,1次/天 新生儿:2 mg/kg,2次/天 儿童:4 mg/kg,2次/天	不良反应少,且较轻微,偶有头痛、恶心、腹泻等不适	—	已有国产药
阿巴卡韦	ABC	NRTIs	成人:每次300 mg,2次/天 新生儿/婴幼儿:不建议使用本药 儿童:8 mg/kg,2次/天,最大剂量每次300 mg,2次/天	1. 高敏反应,一旦出现高敏反应应终身停用本药 2. 恶心、呕吐、腹泻等	有条件时应在使用前查HLA—5701,如阳性不推荐使用	已注册
替诺福韦	TDF	NRTIs	成人:每次300 mg,1次/天,与食物同服	1. 肾脏毒性 2. 轻至中度消化道不适,如恶心、呕吐、腹泻等 3. 代谢如低磷酸盐血症,脂肪分布异常 4. 可能引起酸中毒和/或肝脂肪变性	—	已有进口药
恩曲他滨	FTC	NRTIs	成人:每次0.2 g,1次/天,可与食物同服	头痛、腹泻、恶心和皮疹,程度从轻到中等严重;皮肤色素沉着	—	已有国产药

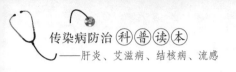
(续表)

药物名称	缩写	类别	用法与用量	主要不良反应	ARV 药物间相互作用和注意事项	备注
齐多拉米双夫定	AZT+3TC	NRTIs	成人:1 片/次,2 次/天	见 AZT 和 3TC	见 AZT	已有国产药
阿巴卡韦双夫定	AZT+3TC+ABC	NRTIs	成人:1 片/次,2 次/天	见 AZT、3TC 和 ABC	见 AZT 和 ABC	已注册
恩曲他滨替诺福韦片	FTC/TDF	NRTIs	1 次/天,1 片/次,口服,随食物或单独服用均可	见 FTC 和 TDF	—	已注册
奈韦拉平	NVP	NRTIs	成人:每次 200 mg,2 次/天 新生儿/婴幼儿:5 mg/kg,2 次/天 儿童: < 8 岁,4 mg/kg,2 次/天; > 8 岁,7 mg/kg,2 次/天 注意:奈韦拉平有导入期,即在开始治疗的最初 14 天,需先从治疗量的一半开始(1 次/天),如无严重的不良反应才可以增加到足量(2 次/天)	1. 皮疹,出现严重的或可致命的皮疹后应终身停用本药 2. 肝损害:出现重症肝炎或肝功能不全时,应终身停用本药	引起 PI 类药物血浓度下降;与茚地那韦(IDV)合用时,IDV 剂量调整至 1 000 mg,3 次/天	已有国产药

· 72 ·

（续表）

药物名称	缩写	类别	用法与用量	主要不良反应	ARV 药物间相互作用和注意事项	备注
依非韦伦	EFZ	NNRTIs	成人：每次 600 mg,1 次/天 儿童：体重 15 ～ 25 kg:200 ～ 300 mg,1 次/天；25 ～ 40 kg:300 ～ 400 mg,1 次/天,>40 kg:600 mg,1 次/天 睡前服用	1.中枢神经系统毒性,如头晕、头痛、失眠、抑郁、非正常思维等；可产生长期神经精神作用；可能与自杀意向相关 2. 皮疹 3. 肝损害 4. 高脂血症	与茚地那韦（IDV）合用时,IDV 剂量调整至 1 000 mg,3 次/天；不建议与沙奎那韦（SQV）合用	已有进口药和国产药
依曲韦林	ETV	NNRTIs	成人：每次 200 mg,2 次/天,饭后服用	皮疹、恶心、腹泻、呕吐、乏力、周围神经病、头痛、血压升高等	不建议与 NVP、EFV、替拉那韦/利托那韦（TPV/RTV）和未增强的 PIs 合用	已注册
利匹韦林	RPV	NNRTIs	每次 25 mg,1 次/天,随进餐服用	主要为抑郁、失眠、头痛和皮疹	妊娠安全分类中被列为 B 类药物,与其余 ARV 药物无明显相互作用；不应与其他 NNRTIs 合用	已注册

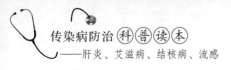

(续表)

药物名称	缩写	类别	用法与用量	主要不良反应	ARV药物间相互作用和注意事项	备注
利托那韦	RTV	PIs	成人:在服药初至少用两周的时间将服用量逐渐增加至每次600 mg,2次/天,通常为:第1～2天,口服,每次300 mg,2次/天;第3～5天,口服,每次400 mg,2次/天;第6～13天,口服,每次500 mg,2次/天	1.恶心、呕吐、腹泻、头痛等 2.外周神经感觉异常 3.转氨酶和γGT的升高 4.血脂异常 5.糖耐量降低,但极少出现糖尿病 6.应用时间较长时可出现脂肪的重新分布	由于RTV可引起较重的胃肠道不适,大多数患者无法耐受本药。故多作为其他PIs药物的激动剂,仅在极少的情况下单独使用	已注册
洛匹那韦/利托那韦	LPV/RTV	PIs	成人:2片/次,2次/天(每粒含量:LPV 200 mg,RTV 50 mg)儿童:7～15 kg,LPV 12 mg/kg和RTV 3 mg/kg,2次/天;15～40 kg,LPV 10 mg/kg和RTV 2.5 mg/kg,2次/天	主要为腹泻、恶心、血脂异常等,也可出现头痛和转氨酶升高	与去羟肌苷(ddI)合用时,ddI应在本药服用前1小时或服用后2小时再口服	已有进口药
替拉那韦	TPV	PIs	成人:每次500 mg,2次/天,同时服用RTV每次200 mg,2次/天。与食物同服提高血药浓度	腹泻、恶心、呕吐、头痛、乏力、转氨酶升高,甘油三酯升高等	与ddI合用时,与本药服用要间隔2小时	已注册

（续表）

药物名称	缩写	类别	用法与用量	主要不良反应	ARV药物间相互作用和注意事项	备注
阿扎那韦	ATV	PIs	每次400 mg，1次/天，与食物同时服用可增加生物利用度，避免与抑酸剂同时服用	常见的不良反应为恶心、呕吐、腹泻、腹痛、皮疹、发热、失眠、眩晕、抑郁、肌痛、黄疸，可诱发糖尿病和血糖升高，对血液病患者可能会增加出血倾向，可使心电图显示PR间期延长，黄疸发生率与剂量相关	若与EFV或TDF联用，则ATV 300 mg与RTV 100 mg，1次/天合用	已注册
达茹那韦	DRV	PIs	成人：每次600 mg，2次/天，同时服用利托那韦100 mg，2次/天，与食物同服提高血药浓度	肝损害	妊娠安全分类中被列为B类药物	已注册
拉替拉韦	RAL	整合酶抑制剂	成人：每次400 mg，2次/天	常见有腹泻、恶心、头痛、发热等，少见的有腹痛、乏力、肝损害等	—	已注册

注："—"表示无相关数据；NRTIs是核苷类反转录酶抑制剂；NNRTIs是非核苷类反转录酶抑制剂；PIs是蛋白酶抑制剂；服用方法中2次/天＝每12小时服药1次，3次/天＝每8小时服药1次。

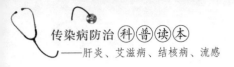

6．什么是艾滋病的鸡尾酒疗法？

鸡尾酒疗法：即"高效抗反转录病毒治疗"（HAART），是通过3种或3种以上的抗病毒药物联合使用来治疗艾滋病。该疗法的应用可以减少单一用药产生的抗药性，最大限度地抑制病毒的复制，使被破坏的机体免疫功能部分甚至全部恢复，从而延缓病程进展，延长患者生命，提高生活质量。

7．成人及青少年开始抗反转录病毒治疗的时机？

表2-2　成人及青少年开始抗反转录病毒治疗的时机

临床及实验室指标	推荐意见
急性期	建议治疗
有症状	建议治疗
无症状	——
CD4$^+$T 淋巴细胞 <350 个/μl	建议治疗
CD4$^+$T 淋巴细胞 350～500 个/μl	建议治疗
CD4$^+$T 淋巴细胞 >500 个/μl	考虑治疗。存在以下情况时建议治疗：高病毒载量（>10^5 cp/μl）、CD4$^+$T 淋巴细胞数下降较快（每年降低>100 个/μl）、心血管疾病高风险、合并活动性 HBV/HCV 感染、HIV 相关肾脏疾病、妊娠

8. 如何评估疗效?

抗病毒治疗的有效性主要通过以下三方面进行评估:病毒学指标、免疫学指标和临床症状,其中病毒学的改变是最重要的指标。

(1)病毒学指标:大多数患者抗病毒治疗后血浆病毒载量 4 周内应下降 1 个 log 以上,在治疗后的 3~6 个月病毒载量应达到检测不到的水平。

(2)免疫学指标:在 HAART 后 3 个月,CD4$^+$T 淋巴细胞数与治疗前相比增加了 30% 或在治疗后 1 年 CD4$^+$T 淋巴细胞数增长 100 个/μl,提示治疗有效。

(3)临床症状:反映抗病毒治疗效果的最敏感的一个指标是体重增加,对于儿童可观察身高、营养及发育改善情况。机会性感染的发病率和艾滋病的病死率可以大大降低。在开始抗病毒治疗后最初的 3 个月出现的机会性感染应与 IRIS 相鉴别。

9. 何谓免疫重建?

通过抗病毒治疗及其他医疗手段使 HIV 感染者受损的免疫功能恢复或接近正常称为免疫重建。

10. 什么是免疫重建炎性反应综合征 (IRIS)?

IRIS 是指艾滋病患者在经抗病毒治疗后免疫功能恢复过程中出现的一组临床综合征,主要表现为发热、潜伏感染的出现或原有感染的加重或恶化。IRIS 多出现在抗病毒治疗后 3 个月内,需与原发或新发的机会性感染相鉴别。除了机会性感染,其他疾病如结节病和卡波西肉瘤也可出现 IRIS。

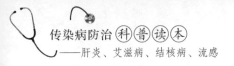
第八节　艾滋病的预防

1. 为什么说艾滋病是能够预防的?

艾滋病病毒的传播途径主要是通过血液传播、性传播和母婴传播,我们可以在传播途径上进行预防。艾滋病病毒在体外环境下不易存活,一般性日常生活接触不能传播,也不能通过蚊虫叮咬传播。艾滋病的传播主要通过性传播,通过规范人们的行为完全可以被阻断,是能够预防的。

2. 艾滋病如何预防?

目前尚无预防艾滋病的有效疫苗,因此最重要的是采取预防措施:

(1) 坚持洁身自爱,不卖淫、嫖娼。

(2) 不吸毒,不与他人共用注射器。

(3) 通过正规途径输血和使用血制品。

(4) 不要共用牙刷、剃须刀、刮脸刀等个人用品。

(5) 发生性行为时使用安全套。

(6) 避免接触艾滋病患者的血液、精液、乳汁。

3. 乳胶避孕套能有效防止 HIV 传染吗?

正确使用乳胶避孕套能够有效防止 HIV 传染。

4. 怎样正确使用安全套?

(1) 注意安全套的有效期、生产厂家、合格证。

(2) 如果性生活时安全套破裂,应立即更换。

(3) 撕开包装袋时不要划破安全套。

（4）用一只手将安全套顶端的小球捏扁，另一只手将安全套向阴茎根部逐渐展开。

（5）在阴茎勃起、没有接触对方性器官前就套上安全套，可以有效避免体液接触。

（6）射精后在阴茎未软时，立即取下安全套。一手捏住安全套口部，小心撤出，将安全套口打结，避免精液溢出，并防止阴道液沾到手上。

（7）一个安全套只能使用一次，不能重复使用。用过的安全套要妥善处理，如用卫生纸包好，丢到垃圾桶内。

5. 哺乳期妇女如何预防 HIV 传播？

母乳喂养具有传播 HIV 的风险，感染 HIV 的母亲应尽可能避免母乳喂养。

6. 预防艾滋病母婴传播的有效措施是什么？

尽早服用抗逆转录病毒药物。医疗保健机构应当为 HIV 感染孕产妇提供安全的助产服务，尽量避免可能增加 HIV 母婴传播危险的损伤性操作，减少在分娩过程中 HIV 传播的概率。应当对 HIV 感染孕产妇所生儿童提倡人工喂养，避免母乳喂养，杜绝混合喂养。

7. 什么是 HIV 职业暴露？

HIV 职业暴露是指卫生保健人员在职业工作中与 HIV 感染者的血液、组织液或其他体液等接触而具有感染 HIV 的危险。

8. 职业暴露程度怎么分级？

（1）一级暴露：暴露源为体液或者含有体液、血液的医

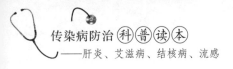
疗器械、物品；暴露类型为暴露源沾染了不完整的皮肤或黏膜，但暴露量小且暴露时间较短。

（2）二级暴露：暴露源为体液或者含有体液、血液的医疗器械、物品；暴露类型为暴露源沾染了不完整的皮肤或黏膜，暴露量大且暴露时间较长；或暴露类型为暴露源刺伤或割伤皮肤，但损伤程度较轻，为表面皮肤擦伤或针刺伤（非大型空心针或深部穿刺针）。

（3）三级暴露：暴露源为体液或含有体液、血液的医疗器械、物品；暴露类型为暴露源刺伤或割伤皮肤，但损伤程度较重，为深部伤口或割伤物有明显可视的血液。

9. HIV 职业暴露后的处理原则？

①用肥皂液和流动的清水清洗被污染局部；②污染眼部等黏膜时，应用大量等渗氯化钠溶液反复对黏膜进行冲洗；③存在伤口时，应轻柔挤压伤处，尽可能挤出损伤处的血液，再用肥皂液和流动的清水冲洗伤口；④用75%的酒精或0.5%碘伏对伤口局部进行消毒、包扎处理。

10. 职业暴露开始治疗的时间及疗程？

在发生 HIV 暴露后尽可能在最短的时间内（尽可能在 2 小时内）进行预防性用药，最好不超过 24 小时，但即使超过 24 小时，也建议实施预防性用药。用药方案的疗程为连续服用 28 天。

11. 预防性治疗的适应证有哪些？

当 HIV 感染状态不明或暴露源不明时，一级暴露后通常不进行预防用药。HIV 感染状态不明时，二级或三级暴露后通常不进行预防用药；暴露源不明时，通常不进行预防用药。如暴露源来源于 HIV 高危者则采取预防用药；对于有可能暴露于 HIV 感染者时采取预防用药。

12．HIV 暴露后如何监测？

发生 HIV 暴露后立即、4 周、8 周、12 周和 6 月后检测 HIV 抗体。一般不推荐进行 HIV P24 抗原和 HIV RNA 测定。

13．预防职业暴露的措施？

①进行可能接触患者血液、体液的诊疗和护理工作时，必须佩戴手套，操作完毕脱去手套后，应立即洗手；②在进行有可能发生血液、体液飞溅的诊疗和护理操作过程中，医务人员除需佩戴手套和口罩外，还应戴防护眼镜；当有可能发生血液、体液大面积飞溅，有污染操作者身体的可能时，还应穿上具有防渗透性能的隔离服；③医务人员在进行接触患者血液、体液的诊疗和护理操作时，若手部皮肤存在破损时，必须戴双层手套；④使用后的锐器应当直接放入不能刺穿的利器盒内进行安全处置；抽血时建议使用真空采血器，并应用蝶形采血针；禁止对使用后的一次性针头复帽；禁止用手直接接触使用过的针头、刀片等锐器。

第九节　艾滋病常见问题

1．怀疑自己感染 HIV，该采取什么措施？

如果怀疑自己感染了 HIV，应该及时去正规医院检查，或者到当地疾控中心检查，以排除怀疑。如果检查出为艾滋病毒抗体阳性反应，经实验室检查确定，说明已受到感染。此时应将实情告诉你的妻子（或丈夫）及其他性伴侣，同

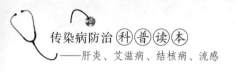

时，应当让性伴侣也做 HIV 检查。对已感染者，严格禁止献血、献精液和献器官。如果是育龄妇女，建议避免怀孕；已怀孕的，要终止妊娠，以免传播给下一代。

2. 什么是高危行为？

高危行为是指与别人发生体液交换或共用针具的行为，即别人的体液进入到他们的身体内，或他们的体液进入别人的身体内，或 HIV 感染者通过共用针具将 HIV 传给他人。

具体的高危行为有如下几种：

（1）通过性途径的高危行为有：无保护插入性性交、多个性伙伴、男男性接触等。

（2）通过血液途径的高危行为有：静脉注射吸毒；与他人共用注射器或共用其他可刺破皮肤的器械；使用未经检测的血液或血制品、医源性传播。

（3）通过母婴途径的高危行为有：艾滋病病毒阳性的女性怀孕并生育，艾滋病病毒阳性的妈妈哺乳。

（4）其他可以引起血液传染的途径，如：共用牙刷、剃须刀。

3. 被 HIV 感染后多长时间进展到艾滋病？

每个人从感染到发病的时间不同，短则数月，长则数年，绝大部分没有治疗的 HIV 感染的人会在 5～10 年发病；抗病毒治疗/药物（ART）可通过阻止病毒繁殖，减少感染者血中的病毒数量，从而延缓疾病进展。

4. 外表健康人员可能是艾滋病病毒携带者吗？

艾滋病病毒感染者和正常人没什么两样，从外表无法判断一个人是否感染了艾滋病病毒。血液检测是确认一个人是否感染艾滋病病毒的唯一方法。

5. 艾滋病可以治疗吗?

艾滋病可以治疗,但不可治愈,大部分艾滋病患者经过抗病毒治疗后仍然可以存活很久。患者通过长期抗病毒治疗,可以把病毒控制在相对低的水平,如果发生免疫细胞重建,患者可以像正常人一样生活,但艾滋病不能根治,只能靠药物维持。

6. 有无艾滋病疫苗?

目前为止没有正式的艾滋病疫苗推出,因为艾滋病毒HIV 变异快,短期内难以研制出真正有效的疫苗,所以艾滋病重在预防,避免高危行为。

7. 得了艾滋病短期内会死亡吗?

感染了艾滋病病毒不会立即死亡,甚至还能活很长一段时间。艾滋病有潜伏期,潜伏期有的数月,有的数年甚至十几年,感染上 HIV 后仍然可以存活很长一段时间,和正常人一样生活、工作,有些经过治疗的患者甚至可以活数十年,因此及时治疗才能更大程度地延长寿命。

8. 艾滋病妇女可以生育吗?

艾滋病可以通过母婴传播,而且传染率较高,不建议生育,以免将艾滋病传给下一代,给下一代带来无尽的痛苦和伤害。

9. 什么时间去做检测?

应在高危行为后的立即、4 周、8 周、12 周和 6 个月检测 HIV 抗体,半年以后仍未检测到 HIV 抗体,则认为未感

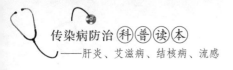

染艾滋病病毒。

10. 检测结果能保密吗？

检测机构和医生必须为受检者保密。艾滋病病人的病情不得随意跟其他人说，甚至是他的亲人，除非艾滋病患者本人愿意。如果泄密，可以寻求法律的保护。

11. 怎样对待身边的艾滋病病毒感染者？

发现身边有艾滋病病毒感染者，我们不必害怕，更不能看不起、排斥他们，要知道和艾滋病病人的日常接触是不会传染艾滋病的，我们要同情并尽力帮助他们，尊重他们，使他们能够像健康人一样正常生活和工作，禁止传播他们的病情，传播艾滋病病人病情是违法的。

12. 怎样对待艾滋病病毒感染者的家人？

我们对待艾滋病病毒感染者的家人，应该给予充分的同情、关心和帮助，更要尊重他们。他们不仅承受亲人患病的痛苦，更是要面对其他人的冷嘲热讽和排斥，他们也是受害者。我们不应该因为他们是患者家属而排斥、孤立他们，他们同样需要大家的关心和理解。

13. 如果感染了艾滋病病毒，怎么办？

如果感染了艾滋病病毒，首先要接受事实，事情已经发生了，只有勇敢地去面对，很重要的是要定期到医院检查和接受治疗；身体状况良好可以继续现在的工作和学习；避免高危行为；保证充分的营养和充足的休息；戒烟戒酒，适当锻炼身体，增强抵抗力，切忌劳累，生活规律。对自己要有信心，不能因此放弃自己，要相信终有一天人类可以战胜艾滋病。

14．艾滋病病毒感染者怎样与人相处？

艾滋病病毒感染者应将病情如实告诉自己的性伴侣，性伴侣也因及时去医院检查，看是否也感染了 HIV。除了告诉性伴侣和医生，可以不向其他任何人透露病情，只要你不与他们发生感染艾滋病病毒的高危行为就行了；遵守法律法规，决不能将艾滋病病毒故意传染给他人，不能采取报复社会的方式伤害他人；不与他人共用针头、剃刀、牙刷等物品；不捐献血液、人体器官和精子。

15．艾滋病病毒感染者的家人应该怎么办？

家里如果有人感染了 HIV，不必害怕，因为日常生活是不会传播艾滋病病毒的。作为感染者家属，仍应该真诚的接纳和关心患者，保证患者充足的营养以抵抗疾病，同时给予其精神上的支持，让其鼓起生活的勇气，但也需要保护好自己，如不共用牙刷、剃须刀、指甲刀等；配偶及性伴侣要定期到正规医院检测，如感染了应及时治疗。

16．艾滋病病毒感染者和患者的义务与责任是什么？

其义务和责任是：①艾滋病病毒感染者和艾滋病患者应听从医务人员指导，服从卫生防疫部门管理；②艾滋病患者应暂缓结婚，艾滋病病毒感染者如申请结婚，双方应接受医学咨询；③明知自己是艾滋病病毒感染者或艾滋病患者而故意感染他人者，应依法追究其法律责任；④艾滋病病毒感染者和艾滋病患者不得捐献血液、精液、器官、组织和细胞。

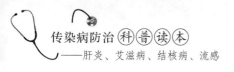

17. 有"阴性艾滋病"吗，其感染途径及症状与艾滋病相似，是真的吗？

没有所谓的阴性艾滋病，过了窗口期后都是可以检测到 HIV 抗体的，如果一直未检测到 HIV 抗体，可以排除 HIV 感染。

18. HIV 感染者可以正常工作和学习吗？

无症状 HIV 感染者可以正常工作和学习，及时接受治疗，并定期检查。如已发展为艾滋病的患者，出现一种或多种机会性感染时应住院治疗。

19. 艾滋病就是性病吗？

性病是一组传染病的总称，艾滋病可以通过性传播并且已经成为艾滋病传播的主要途径，是性病中的一种。但艾滋病不全是通过性接触，还可以通过血液接触、母婴传播、静脉吸毒等途径传播。如果得了性病，由于生殖器等部位皮肤黏膜受损，更容易感染上艾滋病。

20. 什么是艾滋病自愿咨询检测？

艾滋病自愿咨询检测（VCT），是指人们通过去相关机构咨询艾滋病相关知识，如 HIV 抗体检测、艾滋病传播方式等，在充分了解艾滋病有关知识后，自主自愿进行艾滋病相关服务的过程。VCT 对于预防艾滋病的传播，减少艾滋病对个人、家庭和社会的影响，为那些有需要的人，提供心理、情感上的支持，让他们能够做出明智的选择。

自愿咨询检测并不是说要所有人都要进行 HIV 检测，有些人可能只是咨询，对艾滋病相关知识了解不够，想要进一步了解而已。自愿咨询检测完全是咨询者自主自愿的选择，并且是完全免费和保密的。

目前，承担艾滋病咨询检测工作的单位有各省、市（地）、县（区）级疾病预防控制机构和各级疾病预防控制机构选定的医疗机构等。

21．艾滋病"四免一关怀"政策是什么？

"四免一关怀"中的四免分别是：一免，对农村居民和城镇未参加基本医疗保险等医疗保障制度的经济困难人员中的艾滋病病人免费提供抗病毒药物；二免，在全国范围内为自愿接受艾滋病咨询检测的人员免费提供咨询和初筛检测；三免，为感染艾滋病病毒的孕产妇提供免费母婴阻断药物及婴儿检测试剂；四免，对艾滋病病人的孤儿免收上学费用。一关怀：将生活困难的艾滋病病人纳入政府救助范围，按照国家有关规定给予必要的生活救济。积极扶持有生产能力的艾滋病病人开展生产活动，增加其收入。加强艾滋病防治知识的宣传，避免对艾滋病感染者和病人的歧视。

参考文献

［1］中华医学会感染病学分会艾滋病学组，艾滋病诊疗指南第三版（2015 版），中华临床感染病杂志，2015，08（05）：385－401.

［2］李兰娟，任红. 传染病学［M］. 第 8 版. 北京：人民卫生出版社，2013.

［3］张福杰. 国家免费艾滋病抗病毒药物治疗手册［M］. 第 3 版. 北京：人民卫生出版社，2012.

［4］李兰娟，王宇明. 感染病学［M］. 第 3 版. 北京：人民卫生

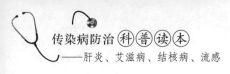

出版社，2015.

[5] 肖亚兰. 艾滋病防治形势与面临的挑战 [J]. 临床医药文献电子杂志，2017，4（79）：15630－15631.

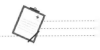

第三章　结核病

结核病在过去称为痨病，得了痨病的人往往会有长期的咳嗽、咳痰，有的痨病患者经常咳出血来，而且人变得越来越消瘦，以至于到疾病后期只剩皮包骨头，营养极度不良。过去由于没有有效的抗痨药物，得了痨病的人犹如被判了死刑，只能看着人一天一天的消瘦下去，慢慢痛苦的死去。结核病曾在全世界广泛流行，夺去了无数人的生命。1882年科赫发现了结核病的病原菌为结核分枝杆菌，但由于没有有效的治疗药物，仍然在全球广泛流行。直到后来链霉素、异烟肼等抗结核药物的出现，结核病的治疗才真正进入一个新的阶段。

中国是世界上结核病疫情最重的国家之一，由于卫生条件较差、流动人口增加、艾滋病的流行，每年成千上万的人感染上结核病，结核病的预防和控制也变得更加困难。但是由于结核病的不规范治疗，患者对结核病认识不够，不坚持用药，随意停药等因素，耐多药肺结核的出现，肺结核的治疗变得更加的困难，而且耗费更多的人力物力，不仅给自身健康带来巨大的危害，同时给他人乃至社会带来巨大威胁。结核病不仅是一个公共卫生问题，也是一个社会经济问题。众多的结核患者，不仅给他人带来健康上的威胁，也给社会带来巨大的经济负担。我们必须认识到结核病是一种可防可治的疾病，感

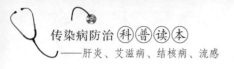
染上结核病，我们再也不必像过去一样恐惧和无助，只要经过正规的抗结核治疗，结核病完全是可以治愈的。

世界卫生组织确定每年3月24日为"世界防治结核病日"。

第一节　疾病概述

1. 什么是结核病？

结核病是由结核分枝杆菌侵入人体引起的一种慢性传染病，可能发生在人体的任何部位，如肺、淋巴、骨、肾、肠、尿路等。其中以肺结核最为多见。

肺结核：俗称"肺痨"，占各种类型结核病的80%以上，且肺结核是结核病传染的主要类型。

肺结核在我国法定报告乙类传染病中发病和死亡数排在第2位。得了肺结核应当积极去医院治疗，防止疾病进一步恶化，对自身健康造成重大影响，同时避免对他人健康造成威胁。

肺外结核：指结核病变发生在肺以外的器官和部位。如淋巴结（除外胸内淋巴结）、骨、关节、泌尿生殖系统、消化道系统、中枢神经系统等部位。

2. 结核分枝杆菌感染包括哪几种状态？

包括结核病患者和结核分枝杆菌潜伏感染者两种状态。结核病可在人感染结核分枝杆菌后机体免疫力下降时发病，如感染HIV、应用免疫抑制剂、糖尿病等。潜伏结核感染是指机体感染了结核分枝杆菌之后，机体产生了持续性免疫应答，但没有表现结核病临床症状，机体抵抗力正常时不会发病。

3. 结核病有哪些危害性？

（1）对个人的危害：结核病可侵犯人体肺、淋巴结、骨、肠等多个器官，严重损害身体健康。轻者长期咳嗽、咳痰，身体不适，影响学习、工作和生活；重者出现大咯血、呼吸衰竭，危及生命。得了结核病，必须坚持规律服药、足够疗程，否则容易导致治疗失败，病情反复，甚至出现耐药结核的出现，给结核病治疗带来更大困难，耗费更多的时间精力和金钱。

（2）对家庭的危害：如果得了开放型肺结核，特别是痰菌阳性的肺结核，极易传染给家人，特别是老人和小孩。如果因为一人感染上结核病导致全家人都得结核，会给家庭带来沉重的经济负担。

（3）对社会的危害：肺结核可以通过空气、飞沫等传播，肺结核患者吐的痰里含有大量的病原体，容易在人群中传播。众多人感染上肺结核，增加社会的疾病负担。

第二节　病原学

1. 在细菌学上结核分枝杆菌有些什么特点？

结核分枝杆菌细长略弯曲，有时可见分枝，故名结核分枝杆菌，无鞭毛，无芽孢，有荚膜。结核分枝杆菌抗酸染色阳性。临床上常通过痰找抗酸杆菌来诊断结核病，结核分枝杆菌在培养基中一般生长缓慢，临床上结核分枝杆菌培养需4~8周时间。结核分枝杆菌不产生内、外毒素，主要通过它

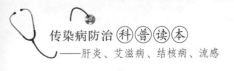
的脂质、荚膜及蛋白质致病。

2．结核分枝杆菌的抵抗力如何？

结核分枝杆菌对酸、碱、自然环境和干燥有抵抗力，但对湿热、酒精和紫外线敏感，对抗结核药物易产生耐药性。结核分枝杆菌细胞壁中含有脂质，对乙醇敏感。结核分枝杆菌在干燥痰内可存活 6～8 个月，对抗结核药物易产生耐药性。结核分枝杆菌对链霉素、异烟肼、利福平、乙胺丁醇等敏感，但长期用药容易出现耐药性。

3．结核分枝杆菌变异性？

（1）耐药性变异：结核分枝杆菌对抗结核药物较易产生耐药性，造成耐药菌株增多，给治疗造成困难。

（2）毒力变异：将有毒的牛分枝杆菌培养于含甘油、胆汁、马铃薯的培养基中，经230次移种传代，历时13年而获得了减毒活菌株，即卡介苗，目前广泛用于人类结核病的预防。

4．结核分枝杆菌的致病性与哪些成分有关？

结核分枝杆菌不产生内、外毒素。其致病性可能与细菌在组织细胞内大量繁殖引起的炎症，菌体成分和代谢物质的毒性以及机体对菌体成分产生的免疫损伤有关。致病物质与荚膜、脂质和蛋白质有关。

5．结核分枝杆菌的耐药机制？

目前对于结核分枝杆菌耐药机制的研究很多，但主要有以下 3 种观点：①细胞壁结构与组成发生变化，使细胞壁通透性改变，药物通透性降低，产生降解或灭活酶类，改变了药物作用靶位；②结核分枝杆菌中存在活跃的药物外排泵系统，外排泵将菌体内药物泵出，使得胞内药物浓度不能有效抑制或杀死结核分枝杆菌，从而产生耐药性；③结核分枝杆菌基因组上编码药物靶标的基因或药物活性有关的酶基因突变，使药物失效从而产生耐药性，这是结核分枝杆菌产生耐药性的主要分子机制。

第三节　流行病学

1. 结核病的流行历史有多久？

肺结核历史悠久，早在公元前几千年前就证实有结核病的存在。古代埃及在发掘墓葬中发现木乃伊身上脊椎有结核性病变。我国在 2 100 年前埋葬的尸体——湖南长沙马王堆汉墓发掘出的女尸也发现左肺上部左肺门有结核病的钙化灶。我国医史中有关结核病的最早记载，则有《黄帝内经》所载"虚痨"之症。在 17、18 世纪欧洲工业革命时期，结核病曾广泛流行，被称为"白色瘟疫"，我国古代把结核病称之为"痨病"，有着"十痨九死"的说法。

2. 目前全球结核病流行情况怎样？

20 世纪 80 年代后期以来，随着流动人口增加、HIV/AIDS 流行等因素的影响，全球结核病流行加剧。据 WHO 估算，全球有 1/3 的人口（约 20 亿）已感染了结核分枝杆菌，现有结核病患者约 2 000 万，每年新发生的结核病患者数为 800 万～1 000 万人，每年有 200 万人死于结核病。

3. 我国结核病流行状况怎样？

我国是世界上 22 个结核病高负担国家之一，患者人数

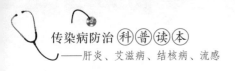

位居全球第二位。我国现有结核分枝杆菌感染者 5.5 亿人，活动性肺结核病患者 450 万人，其中传染性肺结核病患者 145 万人，每年结核病发患者数为 133 万，占全球的 15%，每年因结核病死亡的人数达 13 万人。据我国传染病发病监测网络报告显示，肺结核发病和死亡人数始终位居各种传染病之首位。

4. 结核病的传染源是什么？

痰菌阳性患者是结核病的主要传染源。结核病传染性的大小和传染源患者的病情轻重、排菌量、与患者接触的密切程度和接触者的抵抗力有关。

5. 结核病是通过什么方式传染的？

结核病主要通过呼吸道传播。肺结核病人咳嗽、打喷嚏把含有结核分枝杆菌的飞沫排到空气中；或病人随地吐痰，痰中的结核分枝杆菌飞到空气中，健康人吸入肺部而感染。经消化道和皮肤等其他途径传播少见。

6. 哪些人是结核病的易感人群？

所有人都是肺结核的易感人群。免疫力低下的人感染结核分枝杆菌容易发生肺结核病，如幼儿、老年人、尘肺、糖尿病患者、HIV 感染者及长期使用免疫抑制剂的人等。体弱多病、营养不良和体型消瘦的人也容易感染结核分枝杆菌。

7. 痰菌阴性就没有传染性，对吗？

不对。只要是肺结核都有传染性，痰菌阳性的患者传染性强；痰菌阴性的传染性小。只患有肺外结核而没有肺结核的，就没有传染性。

8．哪些人感染结核分枝杆菌以后容易发生结核病？

糖尿病患者、尘肺患者、长期使用激素治疗或免疫抑制剂者、HIV 感染者容易发生结核病。

9．为什么肺结核患者要特别注意及时吐痰？

肺结核患者不能随地吐痰，但并不是说要吞咽进去，痰里面含有大量结核分枝杆菌，吞咽进去容易发生肠道等部位的结核，对身体健康进一步造成损害。千万不能把含大量结核分枝杆菌的痰往肚内吞。肺结核患者如果有痰应该吐在痰盂内或者把痰吐在卫生纸内包好丢入垃圾桶。这样做既不会危害自己，也不会污染环境和对他人健康造成危害。

10．为什么肺结核患者不要随地吐痰？

肺结核患者痰里含有大量的结核分枝杆菌，痰液中的结核分枝杆菌排出体外随飞沫或与尘埃结核四处飘散，正常人吸入含有结核分枝杆菌飞沫或尘埃，可能导致肺部结核分枝杆菌感染，在感染者抵抗力下降时发病。而且结核分枝杆菌在干燥的尘埃中存活的时间很长，所以随地吐痰危害也就更大。

11．感染后一定会发病吗？

不一定。人感染结核分枝杆菌是否发病，与感染者细菌的数量、毒力、机体免疫力有关。营养不良、精神紧张、劳累、长期应用皮质激素及免疫抑制剂、糖尿病等因素，容易感染结核病及发病。初次受到结核分枝杆菌感染后，绝大多数人不发病，但也有一部分人有可能发生结核病，特别是在上述情况下。

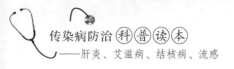

12. 人们在感染了结核分枝杆菌之后为什么很多人不会患结核病，而有些人就会患结核病呢？

结核分枝杆菌感染人体是否发病，不仅和结核分枝杆菌的数量、毒力有关，更和人体自身抵抗力有关。当机体免疫力正常时，即使感染了结核分枝杆菌也不一定发病。当人体抵抗力下降，不能抵抗结核分枝杆菌的毒力，结核分枝杆菌就会迅速大量繁殖，感染人体导致发病。

13. 肺结核病的潜伏期有多长？

肺结核的潜伏期是指从感染结核分枝杆菌到发病的这段时间。肺结核的潜伏期取决于感染结核分枝杆菌的数量和毒力，以及感染者自身的免疫力。有的人感染结核分枝杆菌后几个月内发病；有的可能几年后才发病；而多数人可能一生不会发病。

14. 如何判定哪些肺结核患者具有传染性？

判定肺结核患者是否具有传染性最简便、可靠的方法就是对患者的痰液作细菌学检查，痰涂片找抗酸杆菌，如果痰菌阳性，说明感染结核分枝杆菌可能性大，并且具有传染性。但痰菌阳性仍有少部分非结核分枝杆菌可能，因此行Gene-Xpert 或是结核分枝杆菌培养很有必要。

第四节　临床表现、实验室检查

1. 肺结核的临床表现有哪些？

肺结核的临床表现主要有咳嗽、咳痰、咯血及胸痛、呼吸困难等。结核病的全身症状有乏力、食欲减退、低热、盗汗等，也有肺结核患者可出现高热等。

肺结核患者临床表现因人而异。多数早期患者症状轻微甚至没有任何症状，有些患者在常规体检时发现，随着病情的发展，逐渐出现咳嗽、咳痰、发热、咯血等表现。有些患者因为大咯血来医院检查才发现。

2．肺结核病如何早期发现？

很多肺结核患者早期没有任何症状，仅在体检时发现。要早期发现肺结核患者，首先要加强社会公众的自我保健意识，咳嗽、咳痰超过两个星期或有咯血、痰中带血的症状，应及时到医院就诊，做必要的检查，如胸部 CT 检查、痰涂片找结核分枝杆菌、结核菌素试验（PPD 试验）等。

3．PPD 试验是什么？

PPD 试验是用提纯的结核菌纯蛋白衍生物（PPD），在左前臂掌侧前 1/3 中央的皮内注射 0.1 ml PPD，72 小时后检查反应，以注射部位皮肤硬结为准。阴性（−）：硬结平均直径 <5 mm 或无反应者为阴性。阳性反应（＋）：硬结平均直径 ≥5 mm 者为阳性。硬结平均直径 5～9 mm 为一般阳性；硬结平均直径 10～15 mm 为中度阳性；硬结平均直径 ≥15 mm 或局部出现双圈、水疱、坏死及淋巴管炎者为强阳性。

4．PPD 试验结果的诊断意义是什么？

PPD 试验阳性说明人体既往感染过分枝杆菌，包括结核分枝杆菌、接种卡介苗及其他分枝杆菌；PPD 试验阴性也不能排除结核分枝杆菌的感染。

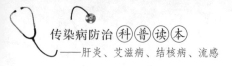
5. 什么情况下 PPD 试验可以阳性？

（1）结核分枝杆菌感染：包括结核病患者和结核分枝杆菌潜伏感染者两种状态。

（2）卡介苗接种：新生儿接种卡介苗后，PPD 可出现阳性。

（3）非结核分枝杆菌感染：环境中广泛存在非结核分枝杆菌，非结核分枝杆菌感染人体 PPD 可出现阳性。

（4）其他情况：既往患过结核病或感染过结核分枝杆菌，PPD 也可阳性。

卡介苗接种和非结核分枝杆菌感染较少出现 PPD 强阳性，如果 PPD 硬结直径在 15mm 以下且没有临床症状和不适，无需特殊处理，随访即可。如果 PPD 强阳性，首先要考虑结核病，这时需要进一步行痰细菌学检查和胸部 CT 等检查综合分析判断。确诊为结核病的患者应进行正规抗结核治疗，如不能明确结核病，但考虑结核病可能性大，可行诊断性抗结核治疗。如果是结核菌感染者，合并 HIV 感染或新发现痰菌阳性患者家庭内受感染的儿童或者青少年中 PPD 试验反应硬结平均直径≥15 mm 者或新感染病例或长期服用糖皮质激素、糖尿病或尘肺患者以及未经正规治疗的肺内有非活动性病灶者，可行预防性抗结核治疗。

6. 患有结核病，PPD 试验始终阴性，可能吗？

可能，患有结核病，PPD 试验确始终阴性，可能有以下原因：

（1）变态反应前期：从结核分枝杆菌感染到产生反应约需一个多月，在反应前期，PPD 试验无反应。

（2）急性传染病，如百日咳、麻疹、白喉等，可使原有反应暂时受到抑制，呈阴性反应。

（3）免疫功能低下：重症结核病、肿瘤、结节病、艾滋病等。

（4）PPD 试剂失效或试验方法错误，也可出现 PPD 试验阴性。

7．结核感染判断标准有哪些？

判读结核感染标准如下：

（1）未接种卡介苗和非结核分枝杆菌干扰时，PPD 反应硬结直径≥5 mm 说明受到结核分枝杆菌感染。

（2）在卡介苗接种地区和或非结核分枝杆菌感染流行地区，以 PPD 反应硬结直径≥10 mm 为结核感染标准。

（3）在卡介苗接种地区和或非结核分枝杆菌流行地区，对 HIV 阳性、接受免疫抑制剂 >1 个月，PPD 反应硬结直径≥5 mm 为结核感染。

（4）与痰菌阳性的肺结核患者有密切接触的 5 岁以下儿童，PPD 反应硬结直径≥5 mm 为结核感染。

（5）PPD 反应硬结直径≥15 mm 及以上或存在水疱、坏死、淋巴管炎等为结核感染。

8．结核病分类有哪些？

（1）结核分枝杆菌潜伏感染者：指人体感染了结核分枝杆菌，但没有发生临床结核病。

（2）活动性肺结核：具有结核病相关的临床症状和体征，结核分枝杆菌病原学、病理学、影像学等检查有活动性结核的证据。

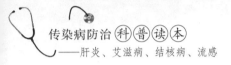

按临床特点分为以下 5 种类型。①原发性肺结核：包括原发综合征和胸内淋巴结结核（儿童尚包括干酪性肺炎和气管、支气管结核）；②血行播散性肺结核：包括急性、亚急性和慢性血行播散性肺结核；③继发性肺结核：包括浸润性肺结核、结核球、干酪性肺炎、慢性纤维空洞性肺结核和毁损肺等；④气管、支气管结核：包括气管、支气管黏膜及黏膜下层的结核病；⑤结核性胸膜炎：包括干性、渗出性胸膜炎和结核性脓胸。

（3）非活动性结核：无活动性结核相关临床症状和体征，细菌学检查阴性，影像学检查符合非活动性结核病变。

符合以下一项或多项表现，并排除其他原因所致的肺部影像改变可诊断为非活动性肺结核：①钙化病灶（孤立性或多发性）；②索条状病灶（边缘清晰）；③硬结性病灶；④净化空洞；⑤胸膜增厚、粘连或伴钙化。

9. 耐药结核病的分类是什么？

（1）单耐药结核：指结核分枝杆菌对 1 种一线抗结核药物耐药。

（2）多耐药结核：结核分枝杆菌对 1 种以上的一线抗结核药物耐药，但不包括对异烟肼、利福平同时耐药。

（3）耐多药结核（MDR‐TB）：结核分枝杆菌对包括异烟肼、利福平同时耐药在内的至少 2 种的一线抗结核药物耐药。

（4）广泛耐药结核（XDR‐TB）：结核分枝杆菌除对一线抗结核药物异烟肼、利福平同时耐药外，还对二线抗结核药物氟喹诺酮类抗生素中至少 1 种产生耐药，以及 3 种注射药物（如卷曲霉素、卡那霉素、丁胺卡那霉素等）中的至少

1 种耐药。

10. 我国耐药结核病患者多吗?

我国耐药结核病患者多，疫情严重而且感染者分布广泛。由于耐药结核病比普通结核病病情重，治疗时间长，费用高，是结核病防治工作的重点和难点。

11. 耐多药结核病如何治疗?

耐多药肺结核是指对包括异烟肼、利福平在内的至少两种一线抗结核药物耐药的结核病；必须行药物敏感试验，需要使用一线抗结核药物联合二线抗结核药物混合治疗，疗程大于 21 个月，如果积极配合治疗，坚持完成疗程，仍然是可以治愈的，不过也较一般结核病容易复发。

12. 耐药肺结核和非耐药肺结核相比有什么不同?

①疗程不同：非耐药肺结核一般经 6 ~ 12 个月规律的抗结核治疗，大部分患者可以治愈；耐药结核分枝杆菌需大于 21 个月的抗结核治疗，且治愈率低。②治疗药物的种类不同：非耐药肺结核一般使用一线抗结核药物治疗，治疗的副作用相对较少；耐药肺结核则必须使用二线抗结核药物治疗，其治疗的副作用较多。③治疗的花费不同：耐药肺结核治疗费用远远高于非耐药结核。④对社会的影响不同：非耐药肺结核患者治疗后传染期短；而耐药肺结核传染期长，容易传染给更多人，而且受到耐药肺结核患者传染的人，一旦发病就是耐药肺结核患者，治疗起来十分困难。

13. 结核分枝杆菌细菌学检查有什么的重要意义?

结核分枝杆菌细菌学检查是结核病病原学诊断的直接证

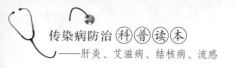

据，是临床确诊、疗效判断、病程进展和流行病学监控的重要依据。

14. 结核分枝杆菌细菌学检查的常用方法有哪些？

①痰涂片抗酸染色显微镜检查：临床标本以痰标本为主，痰涂片方法经济、简便，是目前临床上发现和诊断结核病的主要手段之一。②临床标本细菌培养：临床标本以痰标本为主，但培养时间长，需要 4～8 周。③临床标本基因检测：痰标本是最常见的临床标本，主要有以下检测方法包括线性探针技术、基因芯片技术、GeneXpert 等，检出速度快，但是费用较高。

15. 如何留取合格的痰标本？

正确留取痰标本的方法是：①病人留取痰标本前要用清水漱口，清洁口腔及咽部，用无菌的痰杯吐痰后立即盖好，以避免空气中的杂菌污染；②深呼吸后用力咳出深部的痰液，痰量不少于 3 ml；③不咳嗽、无痰或少痰者用盐水或者氨溴索雾化吸入诱导排痰；④避免留取唾液或鼻咽部分泌物，造成结核病的漏检，使医生难以判断并影响正确治疗；⑤痰标本要及时送检。

16. 肺结核患者为什么要反复送痰检查？

痰标本检查是目前临床诊断肺结核最主要的依据之一，也是制订抗结核方案、评估疗效的重要指标。肺结核患者排痰具有间断性和不均一性，查痰应至少 3 次，提高检测率，所以应多次进行，以提高检测阳性率。

17. 为什么在治疗过程中要定期做痰结核分枝杆菌检查？

使用抗结核药物一段时间后，肺结核患者痰中的结核分枝杆菌数量会发生变化，如果痰结核分枝杆菌检查发现结核分枝杆菌减少或消失，说明抗结核治疗有效，反之则表示治疗效果差或治疗失败。定期行痰细菌学检查，可以及时评估疗效，医生可以根据你的痰检结果及时调整抗结核方案或疗程。

第五节　结核病的诊断及治疗

1. 哪些检查可以帮助诊断肺结核？

肺结核的诊断不仅需要根据患者病史及体征，还需要结合一些检查结果综合判断。①胸部影像学检查，胸部 X 线检查可以早期发现结核病，确定病灶的部位、性质、范围，胸部 CT 可以更清楚地看到细微的病变，已成为肺结核诊断主要影像学检查。②痰结核分枝杆菌检查包括痰涂片检查和痰结核分枝杆菌培养，痰涂片找抗酸杆菌检查简便易行，是目前临床诊断结核分枝杆菌主要方法之一，它能了解病人是否具有传染性；痰结核分枝杆菌培养是诊断结核分枝杆菌感染的金标准，并能做结核分枝杆菌药敏试验。③结核菌素试验，PPD 试验阳性表明人既往受过结核分枝杆菌感染，从而为结核病诊断提供参考依据。④其他检查，包括纤维支气管镜检查：可以直接观察或间接判断支气管、肺内病变，并且有活组织检查、灌洗，对于诊断和鉴别诊断有重要作用；胸腔镜和纵隔镜检查，均可用于观察胸腔、纵隔内肿大淋巴

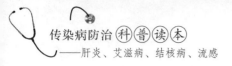

结，并可取出活组织检查以利诊断和鉴别诊断；超声检查，主要用于胸腔积液的诊断和鉴别诊断等。⑤GeneXpert 检查：可以明确是否有结核分枝杆菌感染及是否对利福平耐药。

2. 什么情况需要考虑可能患肺结核了？要怎么检查来确诊？

①体检拍胸片或者胸部 CT 发现肺部改变符合肺结核的影像学特点；②咳嗽、咳痰超过 2 周；③痰中带血；④"肺炎"经抗生素治疗无效。首先最重要的是拍胸片或胸部 CT、痰找结核分枝杆菌、GeneXpert 检查、支气管镜检查等。

3. 什么是菌阴肺结核？

菌阴肺结核为 3 次痰涂片及 1 次培养阴性的肺结核，其诊断标准为：①典型肺结核临床症状和胸部 X 线表现；②抗结核治疗有效；③临床可排除其他非结核性肺部疾患；④ PPD（5TU）强阳性，血清抗结核抗体阳性；⑤痰结核分枝杆菌 PCR + 探针检测呈阳性；⑥肺外组织病理证实结核病变；⑦BALF 检出抗酸分枝杆菌；⑧支气管或肺部组织病理证实结核病变。具备①～⑥中的 3 项或⑦～⑧中任何 1 项可确诊。

4. 痰里没有查到结核分枝杆菌，可能是肺结核吗？

可能。肺结核的痰菌阳性率很低，大部分肺结核病人痰中找不到结核分枝杆菌，不能只靠痰菌阳性来诊断肺结核，但是痰里未找到抗酸杆菌不等于肺里没有结核分枝杆菌。胸部 CT 是诊断肺结核的重要依据，其他还有血的化验、支气管镜检查、GeneXpert 检查等，应根据患者的病史、体征、化验、检查结果等综合诊断。

5．查到痰抗酸杆菌涂片阳性就确诊是肺结核了吗？

不是。抗酸杆菌里虽然大部分是结核分枝杆菌，但是仍有一部分是非结核分枝杆菌，痰菌阳性可能是非结核分枝杆菌。鉴别要靠分枝杆菌培养及菌型鉴定，或 GeneXpert 检查等。在确定之前一般先按结核病治疗。

6．除了结核分枝杆菌外，还有所谓"非结核分枝杆菌"也可引起结核病，是这样吗？

是的，非结核分枝杆菌也可以引起人类结核样病。非结核分枝杆菌是指结核分枝杆菌（包括人型、牛型、鸟型、鼠型等）及麻风杆菌以外的分枝杆菌，广泛存在于水、土壤、灰尘、未消毒的牛奶、动物和植物中，所以又称为环境分枝杆菌，由于它的生物膜的疏水性，可持续存在于供水系统中。一般来说，非结核分枝杆菌毒力比结核分枝杆菌低，宿主免疫力低下时非结核分枝杆菌可乘机侵入。

7．肺结核与非结核分枝杆菌肺病如何鉴别？

非结核分枝杆菌肺病的临床表现与肺结核相似，多继发于支气管扩张、尘肺和肺结核病等慢性肺病，是艾滋病的常见并发症。常见临床症状有咳嗽、咳痰、咯血、发热等。胸片可表现为炎性病灶及单发或多发薄壁空洞，纤维硬结灶、球形病变及胸膜渗出相对少见。病变多累及肺上叶的尖段和前段。也有患者无明显临床症状。痰抗酸染色涂片检查阳性，无法鉴别结核分枝杆菌与非结核分枝杆菌，只有通过分枝杆菌培养及菌型鉴定。其病理组织学基本改变类似于结核病，但非结核分枝杆菌肺病的组织学上改变以类上皮细胞肉芽肿改变多见，无明显干酪样坏死。胶原纤维增生且多呈现

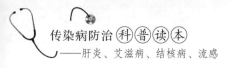

玻璃样变，这是与结核病的组织学改变区别的主要特点。

8．结核病能治好吗？容易复发吗？

结核病是可以治愈的。初治肺结核经过正规抗结核治疗，大多数可以治愈。如果发现有可疑的结核临床表现，如咳嗽、咳痰大于2周，痰中带血等，应及时去医院就诊，及时发现和诊断，如果诊断是肺结核，应按照医生制定的抗结核方案坚持服药，定期复查，一般不容易复发。但是如果中途自行停药，间断服药或疗程不够，结核容易复发，若结核发生耐药，将大大增加治疗的难度。

9．听说治疗结核病的西药毒性很大，特别是伤肝，可以不用吗？

不可以。结核病对人体的伤害大于药物对人体的伤害，利大于弊，而且抗结核药物的副作用并不一定会发生，大部分人都可以耐受，而且出现了药物不良反应，给予相应的处理后都可以消失或者减少，一般不会造成严重后果。而结核病本身导致的肺损害，如肺毁损、气胸、感染甚至大咯血都可导致死亡。

10．治疗肺结核的原则是什么？

（1）早期：已经确诊的活动性肺结核，应及早进行治疗，不仅可以减少肺结核对自身机体的损害，而且可以避免将结核病传染给他人。

（2）联用：至少选择两种抗结核药物联合抗结核治疗，联合治疗不仅可以保证治疗效果，而且可以避免结核分枝杆菌产生耐药而导致治疗失败，加重患者的负担。

（3）适量：抗结核药物剂量不够不能杀灭细菌且易发生

耐药，但剂量过大药物副作用更大，导致患者不能耐受而停止用药。只有药物适量才能使结核药物发挥作用而且患者能够耐受，从而有利于患者坚持服药，完成既定疗程，保证治疗顺利结束。

（4）规律：在抗结核治疗过程中最好按照抗结核方案规定的用药次数相同间隔时间用药，避免漏服或中断服药，导致结核耐药发生或治疗失败，增加治疗的困难和时间，同时增加患者的医疗支出。

（5）全程：必须按照医生规定的疗程服药，每天坚持服药至疗程结束，并定期复查，不可中途停药或感觉症状消失即停药，导致治疗失败或造成复发。也不必超疗程用药，这样不仅增加药物不良反应，而且增加不必要的医疗负担。

11. 什么是初治肺结核？

初治肺结核是指初次发现肺结核，但未开始抗结核治疗；或发现肺结核后经过不规则、不合理抗结核治疗，但疗程不超过 1 个月的患者或者按标准化疗方案治疗疗程未满。初治活动性肺结核的患者未经抗结核治疗，具有较强的传染性，是结核病流行的重要传染源，但是只要经过正规抗结核一段时间后，其传染性就会降低甚至消失，只要按照正规抗结核治疗，一般都可以治愈，不遗留任何后遗症。

12. 什么是复治肺结核？

复治肺结核是指初治失败或经过正规疗程治疗后患者再次复发。或结核病患者不规则化疗超过 1 个月者。复治结核比初治结核更加困难，病情往往也更重，大多是因为不规则（中途停药或间断服药等）或不合理化疗（抗结核方案不合

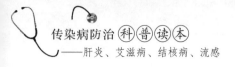

理、药品质量不过关）引起的。复治肺结核治疗一般需要根据药敏试验选用抗结核药物，而且需要增加疗程和药物种类，虽然难度加大了，但是只要按照正规医院制定的合理抗结核方案，坚持完成治疗，复治肺结核也是可以治愈的。

13. 结核病怎么治疗？

如果诊断为结核病，应尽早开始抗结核治疗。初治肺结核初治方案：强化期 2 个月/巩固期 4 个月，前两个月是强化期，标准方案是联合用 4 种药：异烟肼、利福平、吡嗪酰胺、乙胺丁醇（或链霉素二选一），根据体重决定每种药物用量，每天服药；后 4 个月是巩固期，用异烟肼和利福平。根据药物不良反应适当调整抗结核治疗方案。复治方案：强化期 3 个月/巩固期 5 个月，复治患者应做药敏实验选择抗结核药物和确定治疗方案。

14. 结核病开始治疗后患者应注意什么？

首先要树立信心，要认识到肺结核不是不治之症，完全是可以治愈的，现有的医学对结核病的治疗已经比较成熟，只要接受正规的抗结核治疗，大部分患者都是可以治好的。必须遵从医嘱，严格按照正规的抗结核方案进行服药，坚持服药，定期复查，中途不要自行停药或者换药，若服药后出现恶心、呕吐、食欲减退等不良反应，不要自行停药，及时去医院就诊。患者家属应积极配合治疗，生活上给予患者更多的关心和照顾，对儿童、老年人或不识字者应帮助其服药、识药和保管药品。最好做到全程督导化疗：即在治疗过程中患者每次用药均在医务人员直接监督下进行，但这一方法在实际操作上难度很大。

15．治好结核病需要多长时间？

抗结核治疗的疗程：普通轻症肺结核，初治疗程半年，复治至少8个月。肺结核合并糖尿病、尘肺等：1年；普通肺外结核（结核性胸膜炎、支气管结核、淋巴结结核、肾结核、肠结核等）：1年。结核性脑膜炎：1年半。耐多药结核：21个月至2年。同时应根据具体情况，如复查的结果，特别是根据痰菌检查结果适当调整疗程。

16．结核病不正规治疗会怎么样？

有些患者在接受一段时间的正规抗结核治疗后，感觉症状减轻，自行停药或间断服药或减量用药；这些做法不但使得结核治疗效果不好甚至失败，病情反复；更容易导致结核分枝杆菌耐药的发生，这时候治疗起来不但难度加大，花费更是翻数倍，治疗效果也更差，而且即使经过正规治疗也容易复发。更重要的是耐药结核一旦传染给其他人，别人也感染上耐药结核，害人害己，对社会造成沉重的负担。

17．常用抗结核药物有几种？

（1）异烟肼（INH）：对结核分枝杆菌具有极强的杀灭作用，其价格低廉，是治疗结核病必不可少的药物，有些患者用药后出现周围神经炎，出现肢端麻木等症状，对肝功能也有一定的影响。

（2）链霉素（SM）：是初治肺结核强化期（开始两个月）治疗方案组成药物之一，对结核分枝杆菌有明显的杀菌作用。该药有耳毒性、肾毒性，可以造成耳鸣、听力减退甚至耳聋，故孕妇、儿童及老人应禁用或慎用。

（3）利福平（RFP）：对结核分枝杆菌有很强的杀灭作

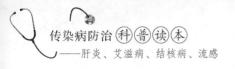

用，是继异烟肼之后最为有效的抗结核药，也是初治肺结核治疗方案中不可缺少的组成药物。

（4）乙胺丁醇（EMB）：对结核分枝杆菌有抑制作用，特别是对已耐异烟肼、链霉素的结核分枝杆菌仍有抑制作用，用药期间应注意视力变化。

（5）吡嗪酰胺（PZA）：对细胞内或静止状态下的结核分枝杆菌具有特殊杀灭作用。它的主要副作用是胃肠道反应、肝损伤、引起尿酸升高，痛风患者一般禁用。

上述 5 种药物是目前抗结核治疗中的一线抗结核药物，如果没有特殊原因，应首先选择。医生会根据患者病情及药物不良反应适当调整药物和治疗方案。

18．抗结核治疗中要注意什么？

①注意休息和营养，遵医嘱坚持服药，不得随意停药、换药和漏服药。②定期到医院复查血常规、肝肾功能、胸部 CT 等检查，了解治疗的效果，看是否调整治疗方案，必须由医生决定是否停药、换药，不得自作主张，不然后果很严重。

19．不规律服药有哪些危害？

漏服药、间断服药不仅容易导致结核病病情反复，治疗无效，而且容易导致结核分枝杆菌耐药。一旦发生耐药，不仅治疗周期明显延长，治疗花费也比一般肺结核高数倍，而且难以治愈，容易复发。如果传染给身边的家人、朋友，被传染者一旦发病也是耐药肺结核，对他人造成巨大伤害和负担。

20．不正规治疗的后果是什么？

不正规治疗主要指未坚持规律（间断及中断）服药及未坚持完成规定疗程（提前终止治疗），以及不合理的抗结核治疗方案。经过正规的抗结核治疗，大部分肺结核患者都能得到治愈。而不正规治疗的后果是治疗效果差，容易使结核分枝杆菌耐药，再次治疗效果差，治愈率更低，花费大。如果传染给他人，给社会带来危害，因此不正规治疗的危害是十分严重的。

21. 抗结核药的副作用有哪些？

一线抗结核药主要有异烟肼，它常见的不良反应是周围神经炎，表现为肢端麻木等，大剂量可出现头痛头晕和视神经炎，严重时可导致中毒性脑病和神经病。它还有肝毒性，服药期间应该禁酒。利福平，有胃肠道反应，肝脏毒性，如与异烟肼合用会增强肝毒性。乙胺丁醇，一般剂量较安全，大量时会有因神经炎引起的弱视，红绿色盲和视野缩小。吡嗪酰胺，主要副作用是胃肠道反应，也有肝毒性。由此可以看出，抗结核药物最常见的不良反应是胃肠道反应和肝毒性。当出现较严重的肝毒性时，有的甚至需要停药，重新制定抗结核方案。对近期使用抗结核药发生过肝损伤的患者，应避免使用肝脏毒性较大的药物。因此服药过程中一定要定期复查肝功能，及时发现问题，及时进行处理，避免发生严重后果。

22. 服药期间有哪些症状需要马上到医院就诊？

服药期间如果出现不适，如出现食欲减退、恶心、呕吐、腹痛、皮肤和巩膜黄染、皮疹、皮肤出血点、发热、严重失眠、兴奋、抑郁、烦躁、关节酸痛、视物模糊、视力减退、视野缩小或缺损、耳鸣、听力改变或下降、头晕、眩晕、平衡障碍、腰痛、酱油色尿等情况，应及时去医院就

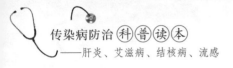
诊。结核药对胃肠道、肝肾功能、血液系统等都有一定的影响，医生需根据患者情况进行处理。

23. 发生不良反应怎么办？

服用抗结核药物期间，如出现了不良反应应及时去医院就诊。如果症状轻，一般不需要特殊处理。如果不良反应重，患者不能耐受，应考虑调整用药，如出现严重的肝损伤，应立即停药，住院治疗，重新制定抗结核治疗方案。

24. 肺结核治疗了 1 年，为什么胸部 CT 片仍显示病灶不好？

大多数肺结核患者经过正规抗结核治疗，大部分病灶会消失，但有些患者肺部病灶不可能完全消失，可能遗留小部分病灶，这是肺结核的正常现象。只要经过正规抗结核治疗，疗程足够，症状消失，痰菌转阴，且肺内病灶长期稳定不变，不增多，就判断为肺结核治愈了，可以停药。

25. 服用药物应注意的问题有哪些？

服用抗结核药物，如出现食欲减退、恶心、呕吐、耳鸣、关节痛、眩晕、皮疹等症状，应及时去医院就诊。服药一段时间后病情好转，症状减轻，此时结核病并未治愈，应继续坚持服药，彻底杀灭体内残留的结核分枝杆菌，以免病情反复，甚至导致结核菌耐药。治疗期间应定时检查。

26. 治疗期间什么时候需要复查？

治疗期间的复查对治疗效果的判定，以及是否需要调整治疗方案具有很重要的意义。初治患者应在服药满 2、5、6 个月时送痰进行复查。复治患者在服药满 2、5、8 个月时送痰进行复查。

27．结核病能治好吗？

结核病能治好。随着医疗水平的不断发展，有效的抗结核药物相继问世，以及检查手段的更新，目前大部分结核病都是可以治愈的。一旦发现结核病或结核可疑症状，及时到专科医院检查及治疗，一般经过正规足疗程的抗结核治疗，患者都可以治好。但是有些患者由于不正规的抗结核治疗，如自行停药、间断服药等，导致抗结核治疗失败，导致结核耐药的发生，治疗难度也就大大增加，花费也大大增加，治好的机会也大大减少。所以一旦进行抗结核治疗，必须坚持规律足疗程服药，不得自行停药、换药，必须定期复查治疗效果。

28．什么情况可以停药？

抗结核治疗疗程已满，经复查痰菌阴性，病灶消失或有少量病灶但趋于稳定，由医生决定是否停药。还有就是当患者服用抗结核药物出现某些不良反应，如出现严重的肝损伤，继续治疗可能导致肝衰竭等情况危急患者生命，这时医生会让患者停药，并调整抗结核治疗方案。

29．肺结核患者发生大咯血如何处理？

肺结核患者发生大咯血，应立即躺下并呈侧卧位，保持呼吸道通畅。当发生咯血时，不应屏住呼吸，以免血块堵塞呼吸道，应尽量将血咳出，以防窒息。出血较多时，须及时送医院或拨打"120"，以防大量咯血引起失血性休克，危及生命。所吐出的血块或血痰应及时焚烧处理，以免引起家庭传播或交叉感染。

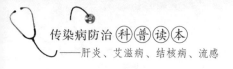

30．儿童肺结核患者治疗时应注意哪些问题？

儿童不易坚持服药，家属应想各种方法鼓励及督促他们服药。儿童肺结核患者治疗期间应在家休息，停止上学，以避免传染其他人。

31．哪些患者需要住院治疗？

一般来说，如果发现结核病和怀疑结核病，都建议住院治疗，一则如果不是结核病，住院可以排除，避免患者担心；二则如果确实是结核病，可以及时得到治疗，尽早抗结核治疗，避免贻误病情，对自身和他人造成危害。特别是咯血、胸腹腔积液、结核性脑膜炎等患者，更需要及时住院治疗，以免发生意外。

32．什么叫督导治疗？

督导治疗是指肺结核患者在治疗全过程中的每次用药均在医务人员的直接观察下进行。对于痰涂片检查呈阳性的肺结核患者、复治的涂片阳性患者和耐多药的肺结核患者，应进行全程督导化疗管理。家庭成员也可经过培训成为督导者，便于患者在家治疗。

33．什么叫肺结核的短程化疗？

目前大都采用短程化疗，短程化疗方案中，一般选择几种一线抗结核药物进行联合化疗，使化疗方案能同时杀灭繁殖活跃的结核分枝杆菌和残留的繁殖缓慢的顽固结核分枝杆菌，具有起效快，疗程短，复发率低的效果，为广大患者所接受。

34．中医中药能治疗肺结核吗？

目前抗结核治疗大都采用西医治疗，中医对结核病的治疗也许有一定的效果，但目前没有一个标准的中医治疗方案，也无确切的治疗效果，很多人采用中药治疗一段时间后病情并未得到有效控制，用中药可缓解结核病的症状，具有一定的疗效，可以作为治疗结核病的辅助药物。

35．肺结核治好后还会传染吗？

肺结核治疗一段时间后传染性即大大降低，当肺结核治愈后，肺内病灶消失或硬结、钙化，痰中也查不到结核分枝杆菌，此时不具有传染性，和健康人无异。

36．肺结核治好后还会复发吗？

一般初治肺结核经过正规抗结核治疗，疗程满后，痰菌阴性，肺内病灶消失或还有小部分但已趋于稳定，此时肺结核已治愈，不易复发。但是如果经不正规的抗结核治疗，形成结核分枝杆菌耐药，治好后复发的概率就更高了。

37．怎样才能知道肺结核病是否已治愈？

判断肺结核病是否已治愈最重要的是看痰中还能不能找到结核分枝杆菌，以及肺内病灶是否消失或者趋于稳定，如果结果足疗程的正规抗结核治疗，痰中未检出结核分枝杆菌，胸部 CT 显示未见病灶或已趋于稳定，即代表已治愈，此时可以停药。

38．目前我国有哪几种患者治疗管理方式？

目前我国对结核病患者的治疗管理主要有以下几种管理方式。①全程督导化疗：对于痰涂片阳性的肺结核、复治患

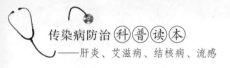

者、耐药患者采用全程督导治疗，更能够保证结核治疗效果；②强化期督导化疗：指在治疗前期的强化期进行督导人员直接面视下的治疗，继续期采用全程管理，大多数涂片阴性患者可以采取这种管理方式；③全程管理：在治疗过程中，对结核病患者加强结核知识宣教，定期复查、规律用药等综合性管理方法。

39. 肺结核患者都需要隔离吗？

不是都需要。肺结核患者是否需要隔离取决于患者是否排菌和病灶中有无空洞及活动情况，同时根据患者的职业不同区别对待。以下患者一般需隔离：①经常与儿童接触的患者，如幼师、儿科医生等；②餐厅、酒店等服务性行业的职工；③集体居住或集体工作者；④未经有效抗结核治疗的排菌患者。

第六节　结核病的预防

1. 患病者该如何避免传染给他人？

（1）肺结核患者咳嗽、打喷嚏时，应避让他人，遮掩口鼻。

（2）肺结核患者不要随地吐痰，应将痰吐在纸巾里包好扔进垃圾桶。

（3）肺结核患者应戴口罩，尽量不去人群密集的公共场所。

（4）居家治疗的肺结核患者，应尽量与他人分开居住，保持室内通风，戴口罩，避免家人被感染。

2. 卡介苗能预防结核病吗?

卡介苗是活的无毒力牛型结核分枝杆菌疫苗,接种后可使人体产生对结核分枝杆菌的获得性免疫力,其接种对象是未受感染的新生儿、儿童及青少年,已受结核分枝杆菌感染者不必要接种。卡介苗能够预防结核病,特别是预防儿童结核性脑膜炎和粟粒性肺结核病。新生儿是主要的接种对象,一般出生后尽早在接生单位(如医院、妇幼保健院等)进行接种,未及时接种的在计划免疫单位进行补种。

3. 肺结核患者的发现、报告与管理?

发现可疑症状者,督促及时就诊,一旦发现疫情,要按照《中华人民共和国传染病防治法》的规定,及时报告,以便及时采取措施,防止疫情扩散,对确诊的传染性结核患者要求在家进行隔离治疗,待传染性消失后可以继续正常工作。

4. 肺结核患者应怎样进行家庭消毒和隔离?

结核分枝杆菌的抵抗力强的,耐寒冷和干燥,但不能耐受湿热。结核病患者不要随地吐痰,应把痰吐于纸中或痰盂里,然后焚烧或消毒后倒去。不要对着他人咳嗽或打喷嚏。最好戴口罩,口罩要每天清洗后煮沸。要保持室内通风,最好阳光充足,房间要经常消毒。患者用过的衣被要经常清洗并在太阳下曝晒,结核分枝杆菌强阳光直接照射下 2 小时死亡,紫外线照射下 20 分钟死亡。

5. 如何预防肺结核?

预防结核病传播最主要的控制传染源,痰菌阳性的患者是结核病传播的主要传染源,应接受正规抗结核治疗,治愈结核。如果发现有连续咳嗽、咯痰超过两个星期的人,建议

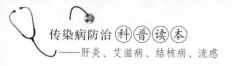

及时去医院检查，如诊断为结核，应接受正规抗结核治疗；同时对与肺结核患者密切接触的人员应进行相关检查；做好人口密集场所的通风和环境卫生工作，锻炼身体，增强抵抗力，养成良好的卫生习惯；为新生儿及时接种卡介苗，卡介苗主要对儿童期的结核性脑膜炎、粟粒型肺结核有较好的预防作用。

6. 结核病的隔离方式有哪些？

（1）治愈结核病患者是最好的预防，活动性肺结核患者应尽早接受正规抗结核治疗，避免将结核传染给他人。

（2）住院治疗：结核病患者应及时住院治疗，及时制定抗结核方案，尽早开始治疗。

（3）家庭隔离：肺结核患者在治疗开始一段时间，传染性还比较强，开始治疗时应尽量待在家里，避免结核病的扩散。

7. 控制结核病的主要有效措施是什么？

目前预防和控制结核病的最有效措施就是及时发现并正规治愈结核病患者，特别是痰菌阳性的结核病患者。控制和治愈结核病传染源的最有效方法就是在直接督导下短程化学疗法，接受足够疗程的正规抗结核治疗，避免耐药结核的发生、减少复发和得到彻底治愈。

8. 如何预防耐多药结核病？

耐多药结核病（MDR－TB）是指对包括异烟肼和利福平在内的两种以上的药物产生了耐药性的结核病。异烟肼和利福平是治疗结核病最主要的两种药物，由于产生了耐药，不得不使用其他药物代替，治疗效果也就不那么满意，而且费用高，药物不良反应多，复发率高。耐多药结核病主要是因为肺结核治疗期间不正规的治疗，因此接受正规的抗结核治疗和积极实行督导化疗是预防耐多药结核病的有效措施。

9. 针对结核病的消毒方法有哪些？

消毒方法有物理消毒法和化学消毒法。针对结核病患者生活用品的消毒，主要采用物理消毒法，常用的方法有：湿热消毒。煮沸消毒是湿热消毒中最简单有效的方法，适用于患者用过的食具、茶具、毛巾、内衣等。干热消毒：适用于患者用过的废弃物和痰液，患者可将痰吐入纸里或纸杯或塑料袋里等一次性用品中，集中焚烧。日光照射消毒：结核分枝杆菌对光线和射线较敏感，直接阳光下 2 小时可被杀灭。日光具有热、干燥和紫外线的作用，适用于患者的衣服、被褥、毛皮、毛织品、书籍、报刊等，把这些物品置于比较强烈的日光下暴晒 2 小时即可，冬季可延长暴晒的时间。紫外线消毒：结核分枝杆菌在紫外线照射下 20 ~ 30 分钟死亡，适用于室内空气和物品表面的消毒。

第七节　结核病常见问题

1. 跟肺结核患者接触后一定会传染结核病吗？

不是。大部分人接触结核病患者并不会传染上结核病，因为健康人都有一定的抵抗力，不会轻易感染上结核分枝杆菌，但人体抵抗力下降时就容易传染结核病。

2. 没有任何症状，可能患结核病吗？

可能。有很多结核病患者平时没有任何症状和体征，仅

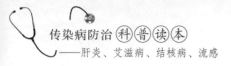

仅是在体检时才发现。

3. 结核病患者要注意什么？

（1）充足的休息，不要熬夜。

（2）全面均衡的营养。

（3）不能剧烈运动。

（4）不要随地吐痰，用一个有盖的装有消毒液的杯子吐痰，消毒后倒入马桶。

（5）接触人时最好戴口罩。

（6）不要对着人咳嗽、大声说话。

（7）经常开窗通风。

（8）避免去人群密集的地方，也尽量不去通风不畅的公共场所。

（9）避免受凉感冒。

（10）积极治疗合并症，如糖尿病、慢性支气管炎等。

4. 结核病患者要吃什么？不能吃什么？

结核病是一种慢性消耗性疾病，结核病患者应保证充足的营养，提高免疫力。合理搭配营养，蔬菜、水果、肉类、鸡蛋等都应合理搭配，保证膳食均衡；尽量不要抽烟、喝酒，以免加重病情；咯血患者尽量不要吃辛辣刺激性食物、过热过硬和大补的食物，避免再次引发出血，危急生命；有些人服用吡嗪酰胺后会出现血中尿酸升高，关节酸痛。这时应多喝水，要少吃海鲜类、动物内脏等含嘌呤多的食物。

5. 我有家人得了结核病，该怎么办？家里的其他人怎么预防？

如果家中有了结核病患者，首先不要恐慌，家里的密切接触者应到结核病诊治定点机构进行检查，发现患病者应及时治疗；如婴幼儿、学生或免疫力低下人群检查发现结核菌素试验强阳性，则应在医生指导下采取预防性服药；其他感染者在出现肺结核症状时应及时检查。对患者的居住场所进行一次彻底的消毒，保持室内通风，保持室内空气新鲜；督促患者按时全程服药，定期检查，注意戴好口罩，做好患者痰液的消毒处理；肺结核是慢性消耗性疾病，应保证患者充足的营养，增加高蛋白、高热量、高维生素食物的摄入，保证结核病患者充分休息，不宜过度劳累。

6. 肺结核患者怎样对待恋爱与婚姻？

肺结核病患者经过足疗程抗结核治疗完全是可以治好的；如果不坚持治疗，如用药疗程不够停药，间断服药等，容易发展成耐药结核，使得治疗变得更加困难。如果得了肺结核，已有恋爱对象，应该把病情如实向告知对方，先把病治好，待肺结核治愈后再考虑结婚。

7. 肺结核患者怎样对待优生优育？

很多抗结核药物都不宜在怀孕期间应用，育龄妇女如果患了肺结核病应暂时避孕。当孕妇患有严重的肺结核时，胎儿可能会发生缺氧与营养不良，导致发育不良或死胎；重症肺结核患者如果妊娠，应劝其进行人工流产，继续加强抗结核病的治疗。经过正规抗结核治疗，结核病治愈后，可以正常妊娠。

8. 我国防治肺结核有哪些免费政策？

在县（区）级疾控中心可享受国家免费政策。县（区）级结核病防治机构为第一次检查的肺结核可疑症状者免费提

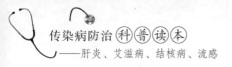

供痰涂片和 X 线胸片检查，为活动性肺结核患者提供抗结核药物、治疗期间的痰涂片检查及治疗结束后的 X 线胸片检查。

9．肺结核遗传吗？

肺结核病不会遗传。它是一种慢性传染性疾病，可以造成家庭成员的相互传染而产生疾病，而不是遗传所致。

10．为什么肺结核患者一定要戒烟？

肺结核是一种呼吸系统传染病。如果得了肺结核还继续吸烟，其咳嗽、咳痰、咯血等症状就会在原来的病变基础上加重。而且肺结核患者吸烟可影响抗结核药物疗效，降低人体对药物的吸收和利用。吸烟还会影响肺结核病灶的愈合，延长治疗时间，增加用药剂量，不仅增加肺结核患者自身的痛苦，而且还增加了治疗费用。

11．结核病患者何时可以恢复工作和学习？

①结核病刚开始发病时，传染性比较强，应暂时停止工作和学习，及时去医院接受正规抗结核治疗。从事教育、餐饮、服务业等职业的结核病患者，应当在治愈后才能恢复原来的工作；其他职业的一般传染性患者，经过正规治疗一段时间后传染性明显降低，可恢复合适的工作或学习，坚持抗结核治疗；②一般非传染性患者，即痰涂片检查或培养检查未查到结核分枝杆菌的患者，传染性低，可以一边工作或学习，一边积极进行正规治疗。

12．肺结核有哪些并发症？

肺结核可并发肺部感染、咯血、气胸、脓气胸、支气管扩张、肺不张和肺源性心脏病等；结核性脑膜炎可并发脑疝、癫痫、智力障碍、瘫痪等；结核性心包炎可有心包缩窄、循环障碍等；肠结核可并发肠粘连、肠梗阻及肠出血等；生殖系统结核可并发不孕、不育等。

　　一经发现肺结核，应及时接受正规的抗结核治疗，不要抱有侥幸心理，觉得自己没有症状或症状轻或者自己年轻身体好而放任不管，等它发展到严重情况时再治就得不偿失了。

参考文献

[1] 李兰娟，任红. 传染病学［M］. 第 8 版. 北京：人民卫生出版社，2013.

[2] 李兰娟，王宇明. 感染病学［M］. 第 3 版. 北京：人民卫生出版社，2015.

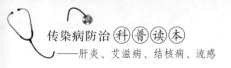

第四章 流 感

第一节 案例分析

人类面临的流感之灾及引发的思考

案例一 分析频发的疫情

1997 年 8 月香港地区出现全世界首例人感染禽流感病毒 H_5N_1 的病例,该患病的 3 岁男童因此而死亡,随后几个月中,新增 18 例人感染禽流感病例,死亡 6 人。给人们带来了危机和恐慌。

2003 年 3 月,荷兰暴发禽流感疫情,荷兰东部边境多个农产中发现了 H_7N_7 型禽流感病毒,数周之内 900 余家农场内的 1 800 多万只病鸡被宰杀,不幸的是在该次疫情暴发期间,有 80 人感染了禽流感病毒,死亡 1 人。

2003 年 11 月至 2006 年 11 月 3 年间 10 个国家共向WHO 报告实验证实的 H_5N_1 禽流感病例 256 例,其中:中国 21 例,越南 91 例,泰国 25 例,柬埔寨 6 例,印度尼西亚 74 例,土耳其 15 例,伊拉克 3 例,阿塞拜疆 8 例,埃及 12 例,吉布提 1 例。共报告死亡病例 154 例,总体死亡率较高为 60%。

2009 年的墨西哥并不安宁，3 月墨西哥卫生部门开始收治疑似流感患者。4 月出现首例所谓的"猪流感"病例，随后美国也陆续确诊该病患者。4 月 25 日墨西哥卫生部宣布疑似病例已超过 1 300 例，80 例患者死亡可能与该病有关，然后新西兰、加拿大、西班牙等国也相继出现疑似病例，此次是一次波及范围较广的流感疫情。4 月 29 日，世界卫生组织提高流感大流行警告级别为 5 级，4 月 30 日正式宣布本次疫情的疾病名称为"甲型 H_1N_1 型流感"，截至 5 月 12 日，全球 34 个国家和地区共确诊新型甲型 H_1N_1 流感病例5 251例，死亡患者 61 例。此次新型甲型 H_1N_1 流感较以往季节性流感波及面积广、感染患者人数多，对人类的危害不容忽视。

2013 年 3 月，中国发现人感染甲型 H_7N_9 禽流感病例 3 例，经确认发现第一例患者在 2013 年 2 月底即患病，截至 4 月 21 日，短短 2 个月时间新增 99 例被感染患者，绝大部分患者病情危重，死亡病例 20 例，H_7N_9 禽流感疫情已席卷我国多个省份。

案例二 分析疫情带来的损失猛于虎

据相关部门统计，我国 2003 年第一季度的国民生产总值同比增长了 9.9%，第二季度受到 SARS 的影响，下降为8.2%。

2009 年新型甲型 H_1N_1 流感疫情让原本不景气的世界经济前景更加黯淡，当时世界银行的经济学家分析若出现流感大流行，全世界经济的 GDP 总量将缩减 4.8%。数据显示，当年墨西哥第一季度经济同比收缩 8%。甲型 H_1N_1 流感对多个行业均造成了影响：

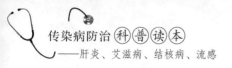
（1）外贸行业：由于甲型 H_1N_1 流感暴发，全世界的农产品进出口、航空旅游业、金融业等市场均受到不同程度的影响，全球经济将损失 3 万亿美元。

（2）旅游、交通业：由于墨西哥是疫情的重灾区，全球往墨西哥旅游的人数大大减少，许多游客自发地取消航班或行程。

（3）航空业：由于西班牙、墨西哥等地为疫情出现国，经营这些旅游航线的航空公司面临不同程度的打击。

（4）养殖业：全国猪肉销量下降了 10% ~ 20%，四川是我国猪养殖数量规模第一的大省，受甲型 H_1N_1 型流感疫情影响，生猪外销受阻，价格持续下跌，给养殖户带来巨大的经济损失。

据中国畜牧业协会最新统计测算，2013 年暴发 H_7N_9 疫情后一周，家禽行业损失已达 100 亿元。

据统计，美国每年因为流感而导致劳动生产率下降造成的间接经济损失可达 30 亿 ~ 50 亿美元。

案例三　隔离者心理辅导的重要性

隔离者的心理辅导的重要性应该得到重视。传染病疫情暴发时，密切接触者、疑似病例、患者中性格心理不够完善的人自身可能出现恐惧，惧怕死亡，加之强制隔离，情绪会更加波动，感到很拘束或更加恐惧、无助，情绪达到某个程度时，患者心理精神可能出现崩溃，发生自残或自杀的行为，因此，隔离人群的心理问题也应当被重视，每个隔离区域均应配备足够数量的心理医生对隔离者进行心理辅导，预防不幸的发生。

第二节　疾病概述

1. 什么是人流行性感冒?

人类流行性感冒简称人流感,是由流感病毒感染人所引起的一种急性呼吸道传染病,它可以通过空气中的飞沫、人之间的密切接触或接触被污染的物品而传播。大多数流感患者可自行痊愈,少部分患者如儿童,患有心血管系统、呼吸系统基础疾病的老年人可出现重症流感,死亡率较高。

2. 依据禽流感病毒致病力可以分哪些类?

依据其致病力,禽流感病毒可以分为高致病性禽流感、低致病性禽流感、无致病性禽流感。人感染高致病性禽流感后病情多较重,表现为高热、呼吸困难、胸闷等症状,肺炎进展快,可伴有多脏器功能的衰竭。

3. 什么是猪流感?

猪流感是在猪之间传播的一种呼吸道传染病。它的病原是一种甲型流感病毒,猪流感病毒的致病力较低,其在猪中发病率较高,但死亡率并不高,仅有1% ~4%。它是通过近距离直接接触、间接接触、空气气溶胶等方式传播的。主要在秋冬季节流行,猪也可以注射疫苗预防猪流感。

除猪流感病毒以外,人流感病毒、禽流感病毒也可以造成猪感染,若多种种属的病毒感染同一只猪,可在其体内出现病毒基因的交换,可能出现一种新型的变异病毒毒株。人

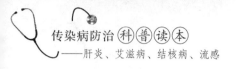

们从猪身上可分离出 4 种主要的甲型流感病毒亚型：H_1N_1、H_1N_2、H_3N_1、H_3N_2，分离出的病毒亚型中 H_1N_1 亚型病毒占较大比例。

4. SARS 是一种什么疾病？

SARS 是由 SARS 冠状病毒感染所引起的一种临床综合征，SARS 的患者是本病的主要传染源，人体会出现发热和呼吸道症状等，这些症状可轻、可重，进展快者可迅速出现呼吸困难、面色发绀等症状，甚至死亡，所致的疾病本质是病毒引起的肺炎，在医学上称为严重急性呼吸综合征。SARS 病毒感染最主要的攻击器官是肺组织，感染后肺部的炎症细胞便开始工作，清除外来入侵者 SARS 病毒，主要发挥作用的是巨噬细胞和淋巴细胞"两兄弟"，它们分泌释放一些"信号"（细胞因子），可以吸引更多的巨噬细胞和淋巴细胞聚集起来，一起消灭病毒，同时还产生一些氧自由基，肺泡上皮细胞受损同时，肺泡毛细血管内皮细胞也遭到破坏，肺泡毛细血管的孔径变大，引起大量的液体渗入肺内，原有含气的肺被大量液体占据，基础肺功能较差的患者很快会出现呼吸困难。随后一些机体进入"修复模式"，成纤维细胞大量的增多，这类细胞的工作主要是产生大量胶原纤维，让原本含气丰富柔软的肺变得不再含气并且硬度增加，在医学上称为实变，实变面积过大会造成患者明显的呼吸困难。

第三节　病原学和流行病学

1. 什么是流感病毒?

流感病毒全称是流行性感冒病毒,它是一种造成人、动物患流行性感冒的病毒,属于 RNA 病毒,正黏病毒科,呈球形,病毒核心有病毒"传宗接代"所需的单链 RNA 和复制所需的酶;核心外包有基质蛋白,撑起了病毒的球状外形,并且可以保护病毒的遗传所需的 RNA 和酶,在病毒合成时,病毒的核心衣壳可与基质蛋白结合形成病毒结构,然后从宿主细胞中释放出来,形成成熟病毒;在病毒基质蛋白外面包裹了一层包膜,它来源于宿主细胞的细胞膜,因此是由磷脂双分子层组成的,表面有两种突起,分别叫作神经氨酸酶、血凝酶。

2. 神经氨酸酶和血凝酶是什么,有何作用?

神经氨酸酶是一种糖蛋白,位于病毒的包膜表面,由于病毒需要在宿主细胞中繁殖后以出芽的方式释放出细胞,在脱离宿主细胞时,神经氨酸酶扮演了"剪刀"这一角色,通过水解宿主细胞与病毒之间的唾液酸,使病毒顺利脱离宿主细胞。神经氨酸酶也是抗流感病毒的药物的靶点之一,老百姓所熟知的奥司他韦便是作用于此靶点。

血凝酶是一种蛋白,也位于病毒的包膜表面,因可与红细胞表面的受体结合引起凝血而得名,血凝酶可以帮助病毒的包膜顺利与宿主细胞细胞膜融合,入侵细胞完成复制。它可以引起人体产生抗血凝酶抗体,可以中和流感病毒。

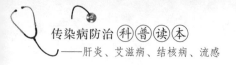
3. 流感病毒家族有哪些型？

流感病毒家族可分为甲、乙、丙三型，它们身上的核蛋白是区分它们的标志，乙型和丙型两型仅感染人，甲型主要感染鸟类，可在禽类间传播，有一部分可以感染人类；甲型流感病毒还可分多种亚型，乙型和丙型不再分亚型。

4. 甲型流感病毒是如何分亚型的？

甲型流感病毒分两大类：①禽类甲型流感病毒，其内部成员众多，它们以病毒表面的血凝酶（HA）和神经氨酸酶（NA）为分辨的依据，血凝酶多达 18 种，神经氨酸酶多达 11 种；②人甲型流感病毒，与禽类甲型流感病毒类似，以 HA 和 NA 为分辨依据，不同的是 HA 仅有 3 种，NA 仅有 2 种。由于甲型流感病毒表面的这两种抗原特别容易发生变异，因此可以出现许多种病毒的亚型。

5. 什么原因导致流感不能像天花一样被人们所消灭？

主要是由于流感病毒变异所致，流感病毒中丙型是最安分的，它的抗原性非常稳定，不易产生变异；而乙型流感病毒可产生变异，变异后产生新的毒株，但有一点对人类是有利的，这一点就是变异后的毒株和旧毒株存在交叉免疫，即人体接种相应的乙型流感病毒疫苗后产生的免疫反应对变异后的毒株也有效；甲型流感病毒是最让人头疼的，因为它变异最频繁，发生变异的抗原指的是血凝酶、神经氨酸酶抗原，它们的氨基酸序列的碱基发生变异，可能是二者均发生变异，也可能是只有血凝酶抗原发生变异，每隔十几年可能会发生一次大的变异，产生新的病毒毒株，这使得科学家在研究病毒疫苗时面临巨大的难题，无法确认下一个变异后产生的病毒毒株亚型，因此无法精确研制出有效的疫苗。

6. 流感病毒变异的机制有哪些?

流感病毒变异的机制目前已知的有两种。

（1）抗原漂移：发生抗原漂移的流感病毒主要是甲型和乙型流感病毒，丙型流感病毒较为稳定，漂移速度很慢，漂移顾名思义就是速度比较慢的意思，意味着变异不是一蹴而就的，它的变异是病毒逐渐发生一些较小的变异，这些变异短时间内多不会造成流感流行，随着时间的积累，这些变异可以累加，由量变转化为质变时，可以出现流感病毒的流行，若恰巧该毒株的毒力和传染性较强时，这株流感病毒毒株可谓占尽天时地利，较大可能会出现一次大流行。

（2）抗原转换：对流感病毒抗原影响较大，若甲型流感病毒发生此种变异，其抗原表型会发生特别大的变化，这种变化往往会引起流感的世界性大流行。

7. 禽类流感病毒感染人是否真的存在?

尽管从理论上看，流感病毒基因存在严格的宿主性，人流感病毒不能感染禽类，禽类流感病毒不能感染人类。但历史上确实出现过人感染禽流感病毒毒株的案例（如1997年香港出现人感染 H_5N_1 病毒，2013年出现人感染 H_7N_9 病毒等），禽流感病毒毒株可因不同来源的病毒基因重组，而引起人感染，如 H_7N_9 禽流感病毒感染人是因为基因来自野生鸟类和家禽的基因重组，引起人感染禽流感病毒，不过值得庆幸的是目前暂未出现人传人。

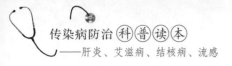

8. 近年来人流感的疫情如何？

据研究报道，2005～2013 年全国共报告了 2 915 起流感暴发疫情，其中以甲型 H_1N_1 流感和乙型流感病毒为主，不同季节其暴发占优势的病毒毒株存在差异。

2005 年流感疫情主要由 3 种毒株所致，季节性甲型 H_1N_1 亚型、甲型 H_3N_2 亚型流感、乙型流感病毒成为当年的流感疫情优势毒株。

在 2006、2008、2011 年 3 次流感疫情的主要引起暴发的优势毒株为乙型流感病毒。

在 2007、2012 年的流感疫情主要是由甲型 H_3N_2 亚型流感病毒和乙型流感病毒所引起的，它们是当年的流感疫情的优势毒株。

2009 年由于出现新型甲型 H_1N_1 流感病毒，当年出现甲型 H_1N_1 流感大流行，由于甲型 H_1N_1 型流感病毒的毒株出现变异，人群对此毒株普遍易感，导致新增甲型 H_1N_1 病例呈井喷式增长，流感疫情案例个数较前一年明显增加。此外，当年也有甲型 H_3N_2 亚型和乙型流感暴发疫情，当年春季以乙型流感暴发为主。

2010 年流感暴发疫情件数较前明显减少，主要以甲型 H_1N_1 流感和乙型流感为主。

2013 年的流感疫情主要以新型甲型 H_1N_1 亚型流感（区别于以往的季节性 H_1N_1 流感）和乙型流感为主。

9. 格外受人们关注的高致病性禽流感是什么？

➢ 第一种是人感染高致病性禽流感 H_5N_1

（1）病原学：据研究报道人感染 H_5N_1 禽流感病毒的血

凝酶抗原的第227位氨基酸突变致使其既能结合禽类的$\alpha-2,3$-唾液酸受体又能结合人类的$\alpha-2,6$-唾液酸受体。

（2）我国的流行情况：1997年在香港首次发现H_5N_1禽流感病毒能感染人类引起疾病，报告感染病例18例，死亡6例。2003年香港地区再次出现新增人感染H_5N_1禽流感病例2例。

2005年10月我国湖南省湘潭市湘潭县发生的一例不明原因的肺炎病例，于湖南省儿童医院就诊，经实验室确诊该患者为我国首例人感染高致病性禽流感病毒，亚型为H_5N_1。

2005年至2006年2月，国内新增12例人感染H_5N_1禽流感病例，死亡8例。

（3）感染人群分布：人群以青壮年为主，且女性感染病例数多于男性。

➤ 第二种是人感染高致病性禽流感H_7N_9

（1）病原学：有研究表示H_7N_9是由4种不同来源的禽流感病毒基因重组而成的，其中血凝酶基因片段和神经氨酸酶基因片段分别来源于我国浙江家鸭的H_7N_3禽流感病毒和韩国野生鸟类的H_7N_9病毒，其余6个内部基因片段与我国上海、浙江、北京等地家禽中的不同的H_9N_2亚型相似。原本禽流感病毒不能与人类的$\alpha-2,6$-唾液酸受体结合，由于新型H_7N_9禽流感病毒的变异，导致其可以结合人类的$\alpha-2,6$-唾液酸受体，因而既可以感染禽类，又可以感染人类，目前没有任何证据证明新型H_7N_9禽流感病毒能人传人，但有多起聚集性的病例提示人感染H_7N_9禽流感病毒可出现有限的、非持续的人传人，由于新型H_7N_9禽流感病毒感染导致的疾病较为严重，本病的预防仍需要引起人们足够

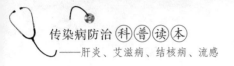

的重视，加强监测力度。

（2）我国的流行情况：2013 年 3 月，在我国上海、安徽两地发现了 3 人感染 H_7N_9 禽流感病例，此次是全球首次报道人感染 H_7N_9 禽流感病毒。此次疫情中，共感染患者 134 例，死亡 45 例，死亡率较高。

2013 年 10 月再次出现 1 例 H_7N_9 禽流感患者，春运期间达到发病高峰，此次疫情持续到 2014 年 9 月，共报告 303 例感染患者，死亡 129 例。

2014 年 10 月至 2015 年 5 月，我国报告新增人感染 H_7N_9 禽流感病例 215 例，死亡 100 例。

2015 年 9 月至 2016 年 6 月，新增 113 例病例。从人感染 H_7N_9 型禽流感的 4 次流行情况看，其流行呈现季节性的特点，以冬春季为发病的高峰。

（3）感染人群分布：以老年人为主，男性患者比例高于女性。

10. 新型 H_1N_1 病毒与猪流感病毒有何关系？

2009 年墨西哥所暴发的人感染猪流感病毒的"元凶"其实是一种新型甲型流感病毒，经过研究人员的研究发现这株 H_1N_1 亚型病毒毒株包含了人流感、猪流感、禽流感病毒 3 种病毒的基因片段，并且出现了人际间的传播。其实该次流感绝大多数患者并不是由于接触猪而感染的疾病，它最初被冠以"猪流感"之名实属冤枉，简单的说它就是个"混合体"，猪流感病毒在病毒变异中起了一定的作用。由于其具备人传人的特性，世界卫生组织将其改为甲型 H_1N_1 型流感。

11．什么是传染病的散发、流行、暴发、大流行？

传染病的散发、流行、暴发、大流行是程度依次递增的4种常用于描述传染病的流行程度的名词。

散发：指该病在某一个地区人群中的发病率水平同历年的大致相同，病例在人群中散在零星的出现，病例之间没有明显的联系，它可以用来描述市（区）、县级以上（范围较大）的人群某病的流行强度。

流行：指在某一地区，某疾病在某时间段内的发病率显著超过了历年该病的散发发病率水平。

暴发：指在某一局部地区（比较小的范围）或集体单位、学校的人群中，短时间内突然发生许多临床表现相似的患者，这些患者往往是通过同一传染源、同一种方式感染该病。

大流行：指某一种疾病在一定时间内迅速传播开来，波及全国各地，甚至超越国界、洲境。

12．流感病毒流行与季节有关吗？

流感病毒发病呈现全世界分布，其中甲型流感病毒由于较易变异，且变异后各毒株间不存在交叉免疫，容易引起世界范围的大流行，危害较大，并且流行和季节存在一定关系，一般在秋冬季节和春季多发，全年可以出现散发病例，每年可以出现 1~2 次高峰期。我国南北方省份的高峰期存在一定的差异，南方省份流感活动的两个高峰期多在 2 月份和 6 月份左右，北方省份的高峰期多在 1 月和 12 月份左右，流感活动进入高峰后可逐渐出现回落，然后在数个月内活动呈现低水平。

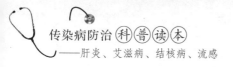
13. 什么是季节性流感和大流行性流感，二者有何区别？

季节性流感是由原本已在人类身上流传的流感病毒亚型感染传播所引起的，病毒尚未出现较大的基因变异，健康人群患上季节性流感，疾病多较轻，通常由于病毒感染存在自限性，多在一周内可自愈，注射流感疫苗可有效地预防此类流感和并发症的发生，此种流感病例的出现，不需要过度恐慌，可以通过一系列预防措施避免疾病的传播。

大流行性流感起因多由于流感病毒的基因发生了重大的改变，人群对其普遍缺乏免疫力，较易感染此种毒株，容易引起大流行。大流行性流感感染主要有几个特点，感染规模大，感染患者的病情较重，死亡病例较多。流感大流行每隔10~50年出现一次，大流行出现时影响深远，小可影响老百姓的衣食住行，大可影响一个社会的政治、经济。因为大流行性流感的危害较大，在未发生时我们就应当防患于未然，加强并学习对流感疾病和防治的认识。

14. 为什么流感季节性流行期间也会出现重症流感患者？

流感季节性流行期间感染者的病情多较轻，病情病程较短，可1周内自行痊愈，但也会出现重症流感患者，这些患者往往为高龄患者，且常常患有一种或多种基础疾病，如循环系统和呼吸系统的疾病最为常见，这些人群的抵抗能力较差，是流感病毒感染的高危人群，这些人群患流感后的病情往往都较重，都有明显的呼吸衰竭的表现，如呼吸困难、发绀、精神差等表现，甚至出现多脏器功能的衰竭，死亡率较无基础疾病的人群感染高。

15．流感的传染源包括哪些？

（1）患者是本病的主要传染源之一，患者感染流感病毒后，会经历一段潜伏期，出现一系列流感的症状，疾病的潜伏后期即有传染性，刚发病的时候传染性最强。

流感病毒主要存在于患者的唾液、鼻涕、痰液中，不同的患者传播病毒的能力不同，较重的患者的排毒量和排毒时间往往较轻者强，理论上存在超级传播者，有一个很形象的比喻，那些鼻涕、唾液、痰液中含病毒少的患者如同一个产毒的小作坊，那些含病毒多的患者就如同一个产毒的大工厂。已有研究发现此类超级传播者的出现可能与某些人群在生物学上容易感染流感病毒有关，针对这种超级传播者的候选人，科学家们更希望早早地将他们筛选出来，提早接种病毒疫苗，避免成为流感的超级传播者。

（2）隐性感染者也是流感的传染源之一，这类人群往往症状较轻，甚至不出现症状，可以在不经意间就将病毒传播出去了。

（3）动物源性的传染源：由于流感病毒可能因为出现变异或出现人源性病毒和动物源性病毒基因重组，可以出现动物跨种属传播给人的情况，如 H_1N_1 流感病毒的宿主主要是一些犬科动物、鸟类和一些哺乳动物，临床上出现人感染 H_1N_1 病毒的病例可证实这一点。

16．流感病毒可以通过哪些方式传染给人类？

流感病毒通过患者咳嗽、大笑、大声说话、打喷嚏等方式播散入空气中，在空气中形成悬浮颗粒，人们吸入后可引

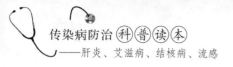

起感染，在人群拥挤、空气不流通的地方越易引起病毒传播。

接触病毒污染的物品也可引起传播，主要是由于手接触了带有病毒的物品后，再通过接触自身的口腔、鼻部等处的黏膜后传播的。

医院内也可引起院内传播：临床上将这种院内传播统称为院内感染，主要包括：①医务人员在治疗和护理患者过程中造成的感染；②同一病房的患者的感染；③探视人员、护工接触患者时未佩戴防护用品造成的。

院内感染出现的主要原因：①医务人员的防护意识薄弱，实施临床操作时未按要求正规地穿戴防护衣、戴好防护面罩、穿好鞋套等；②手卫生消毒不严格，造成患者间交叉感染；③病房设置不合理，感染患者与非感染患者未予以隔离。

17. 哪些人群容易感染流感病毒？

人对流感病毒普遍易感，各年龄阶段，男女均可感染，感染后或接种流感病毒疫苗可产生抗体，但免疫力维持时间较短，有心血管系统、呼吸系统基础疾病的老年人和儿童由于免疫力较低下，更易感染流感病毒，这类人群是免疫接种适宜人群，也是流感流行期间的"重点保护对象"。

18. 人禽流感的传染源包括哪些？

人禽流感的传染源主要是患有禽流感或携带禽流感病毒的禽类动物，如鸡、鸭、鹅，野生鸟类、蝙蝠等都可能携带禽流感病毒，这些病毒变异出的某些毒株具有感染人的能力，暂未有明确的证据证明人与人之间可以传播禽流感病

毒。高致病力的禽流感病毒可造成禽类的大量死亡，应引起
人们的重视，但毒禽类动物感染低致病力的禽流感病毒后可
无明显症状，往往可能成为隐匿的传染源。

19．人禽流感是通过什么方式传播的？

主要经呼吸道传播，密切接触禽类的分泌物、排泄物也
可以感染，禽类分泌物、排泄物污染水源和食物，接触后仍
可感染。在自然环境中，存在于水中的禽流感病毒在常温
17℃下可保持 100 天以上，且其可耐受低温，有数据提示禽
流感病毒在无自然宿主时仍能在结冰的湖水中存活，但其对
高温、紫外线很敏感，因此在烹饪禽肉、禽类蛋制品时应生
熟分开，进食经水沸腾后久煮的鸡、鸭、鹅肉和蛋类均不会
感染。

20．哪些人群感染人禽流感后病情较重？

人类虽然不是人禽流感的易感人群，但人类对禽流感病
毒普遍缺乏免疫力，由于禽流感病毒抗原变异，可导致人感
染禽流感，且死亡率较普通流感明显增高。感染禽流感病毒
亚型的感染人群的性别和年龄分布有所差异。2009 年世界大
范围流行的新型甲型 H_1N_1 流感主要侵袭儿童和青年人。人
感染 H_5N_1 亚型禽流感的感染者普遍在 50 岁以下，且以女性
居多。人感染 H_7N_9 亚型禽流感感染者年龄多在 50 岁以上，
男性居多。人感染禽流感其病情往往较重，死亡率高，世界
卫生组织认为这种疾病可能是对人类存在潜在威胁的疾病
之一。

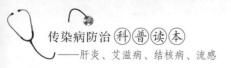
第四节　发病机制、临床表现

1. 流感病毒是怎样引起人发病的?

流感病毒侵入人体后，在人体内主要经过病毒体表的包膜蛋白 HA 和人体呼吸道上皮细胞表面含唾液酸的糖蛋白或者糖脂特异性识别、结合，它们两种蛋白就如同积木一般的紧密结合。流感病毒进入呼吸道的上皮细胞，开始在细胞这个工厂内进行复制。病毒进入呼吸道上皮细胞后的主要工作包括蛋白质的合成和组装病毒颗粒。然后引起这些细胞的坏死、脱落，大量病毒从被感染的呼吸道上皮细胞排出，此时人体的免疫系统也不会闲着，通过产生一些杀病毒的细胞因子，会使患者出现寒战、高热、肌肉酸痛、全身发软等不适。

流感病毒可以向下侵犯引起肺炎，流感病毒可以附着在人体肺泡上皮细胞和肺泡巨噬细胞上，肺泡上皮细胞受损后，会引起大量炎症液体、炎性细胞渗出，肺泡腔原本的含气空间被液体占据后导致肺泡的氧气交换功能受到严重的影响，患者可以出现明显的呼吸困难，严重者可出现呼吸衰竭。此类重症患者较易并发细菌性肺炎，细菌感染会引来炎性细胞的浸润，造成广泛的细胞损伤，可出现化脓性的支气管肺炎，患者表现出疾病进行性的加重，甚至出现死亡。

流感病毒感染还可以引起人体心肌细胞的损害，它主要的机制包括两方面，一方面是病毒感染心肌细胞直接导致其受损；另一方面是通过引发人体的体液免疫和细胞免疫反应，在产生心肌抗体和一些炎症因子的同时，人体细胞毒性

T 淋巴细胞（CD8$^+$T 细胞）识别"自己"成分并攻击自身的心肌细胞，造成心肌细胞的变形、坏死、溶解。患者可出现心前区不适、心慌、胸闷、乏力、呼吸困难等症状，心电图可出现 ST 段的压低，T 波的改变，心肌损伤标志物可出现升高。

2. 为什么一般禽流感病毒很难感染人类？

经研究表明，人类的呼吸道存在抵抗禽流感病毒的种属屏障，这种屏障可以避免禽流感病毒感染人、在人体内复制引起疾病。

（1）人体呼吸道唾液酸受体特异性限制：人体呼吸道上皮细胞是禽流感病毒感染的门户，它需要通过其表面的包膜蛋白 HA 和呼吸道上皮细胞的唾液酸受体结合才能感染人体。有研究表明禽流感病毒主要结合的是 α－2，3－唾液酸受体，但人体呼吸道上皮细胞表达的这种受体的数量远不及 α－2，6－唾液酸受体多，就如同射箭时靶心越小越难射中的道理相同。

（2）呼吸道的分泌物的屏障作用：人呼吸道上皮表面覆盖了一层黏液，它可以通过黏附的作用将尘埃、病原体等阻挡在外，并且肺泡表面覆盖的液体中含有的多糖成分也能抑制禽流感病毒的感染能力，从多个方面降低了禽流感病毒感染呼吸道上皮细胞的概率。

（3）禽流感病毒在人体呼吸道上皮内的复制和传播的能力：有研究发现禽流感病毒感染人体呼吸道上皮的纤毛细胞，24 小时后子代病毒仅有少量在纤毛上皮细胞内出现。这提示禽流感病毒在人体呼吸道上皮细胞内复制能力和传播能力较为低下，不适于在其内复制、传播。

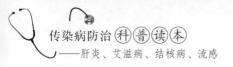

传染病防治 科 普 读 本
——肝炎、艾滋病、结核病、流感

但由于禽流感病毒在动物体内传播过程中会不断出现变异，这种变异可能造成病毒的进化，进化出可以打破人—禽类种属屏障的毒株，可能造成大量的人类感染该种毒株引起疾病的大流行。

3. 什么是疾病的潜伏期？

病原体入侵人体后并不一定会立即发病，出现临床表现多需要一段时间，这段时间称为潜伏期。这段时间可长可短，短者数小时，长者数十年，如艾滋病的潜伏期可达20年，一种传染病的潜伏期是固定的。

潜伏期的长短由多种因素决定，如入侵人体病原体数量的大小、毒力的强弱、繁殖能力，人体的免疫力的强弱等。

潜伏期对传染病专科医生而言是有大用处的，主要包括：①用于确定密切接触者的医学观察时间，一般在平均潜伏期基础上延长1~2天，如遇危害严重的传染病，需按最长潜伏期进行留观；②可用于流行病学研究，依据患者发病时间，反推患者感染疾病的时间，追溯该病的传染源、传播方式；③潜伏期的长短还可以影响疾病的流行情况，潜伏期长的疾病，传染流行时间越长，而潜伏期短的疾病较短时间内可出现大规模的新增病例，出现疾病的暴发流行；④潜伏期长短还可以用来确定预防接种的时间；⑤潜伏期还可以用来评价预防措施实施后的效果，实施一项预防措施后，经过一个潜伏期，若新增病例数明显下降，则提示可能与该措施有关。

4. 流感的潜伏期有多久？

流感的潜伏期多较短，一般为数小时至4天。

5．流行性感冒根据表现的不同分为哪些类型？

流行性感冒根据临床表现不同可以分为三型。

（1）单纯型流感：此型最为常见，以寒战、高热、全身肌肉酸痛、头痛、全身发软为主要症状，体温较高，多高于38℃，咳嗽、咳痰、呼吸困难等症状不明显，全身症状好转后，可以出现鼻塞、流涕、咽喉部疼痛等症状，此型的患者多为没有各种基础疾病的人群，采取适当的对症治疗，多在1周内自愈。

（2）中毒型流感：此型症状较重，预后较差，死亡率高，主要表现有高热、咳嗽、咳痰，呼吸频率较快，胸闷、呼吸困难明显，而鼻塞、流涕、咽痛等症状较少出现，严重者可出现皮下出现淤斑淤点（弥漫性血管内凝血）、感染性休克（表现为血压低、神志不清、四肢湿冷、尿少等症状）、呼吸衰竭、多器官功能衰竭等；患者的胸部 CT 往往表现为弥漫广泛的磨玻璃样改变，重症患者多需要进行气管插管、呼吸机辅助通气。

（3）胃肠型流感：以发热、恶心、呕吐、腹泻、食欲较差为主要症状，此类患者的呼吸道症状不太明显，多发生于胃肠功能较弱的老年人和儿童，别看它被称为胃肠型流感，它却是经呼吸道传播的，集体发病时常常被误诊为急性胃肠炎或食物中毒，治疗上需要注意的是抗生素治疗是无效的，若症状较轻的患者，可在家中休息，发热者口服退烧药、饮热水、进食清淡、易消化的饮食，避免暴饮暴食；腹泻、呕吐症状较重或已出现脱水症状者及时到医院就诊，脱水症状的识别方法主要通过观察患者是否有明显的口干、眼干，眼眶是否凹陷，皮肤是否干燥、四肢末端是否冰冷，尿量是否

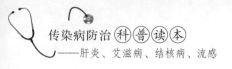
明显减少等来判断。

6. 流感的肺部并发症有哪些?

流感的肺部并发症——肺炎:分为流感病毒所致的病毒性肺炎、继发性细菌性肺炎和病毒细菌混合性肺炎。病毒性肺炎:疾病进展迅速,主要以持续高热、呼吸困难、咳嗽、咳痰、咯血等为主要症状,胸部 CT 主要表现为肺部的斑片状、云雾状的阴影,像磨玻璃一般的阴影,这是病毒性肺炎的特征,一些有心血管系统、呼吸系统基础疾病的患者病情往往较重,可因呼吸、循环衰竭而死亡。继发性细菌性肺炎:患者在流感的基础上出现细菌感染,表现为体温增高,咳嗽,咳脓痰,可伴有胸痛、呼吸困难,胸部 CT 可见肺部一些炎性渗出、肺实变的影像,可表现为疾病进行性加重,或好转后再次出现加重,此类患者的死亡率较高,预后不佳。

7. 流感有哪些肺外并发症?

流感可以出现下列肺外并发症。

(1)中毒性休克综合征:主要是继发细菌感染,毒素入血所致,表现为严重的全身中毒症状,血压降低,充分补液扩容无法纠正,并且可出现多脏器的功能衰竭,预后较差。

(2)瑞夷综合征:仅见于儿童,多认为与服用阿司匹林退热药有关,主要表现为发热多日后体温恢复正常后出现恶心、呕吐、昏迷、抽搐等颅内病变的表现,可扪及肝脏肿大,检查脑脊液无异常,肝功能可有轻度异常。

(3)心肌损害:可以出现心肌炎,患者出现乏力、心慌、活动后呼吸困难等症状。

（4）横纹肌溶解：患者可以出现肌肉疼痛、肌肉无力等症状，血中肌酶会升高，严重的肌肉溶解还可造成肾衰竭。

（5）其他中枢系统并发症：可引起病毒性脑炎、脊髓炎等。

8. 流感和 SARS 有什么异同点？

二者的相同点：

流感、SARS 所致的肺炎均属于病毒性肺炎，病毒均可侵犯肺部导致肺间质病变，二者都可出现寒战、发热、全身酸痛、乏力、干咳、少痰等症状，胸部 CT 影像可出现磨玻璃样影像，使用广谱抗生素治疗效果不佳。

二者的不同点：

（1）流感可出现鼻塞、流涕、咳嗽、咳大量痰液，SARS 患者多没有，其呼吸道分泌物较少。

（2）除一些患有基础疾病的老年人和儿童病情较重，人流感病情多较为轻微，患者多在 1 周内自愈，死亡率较低。而 SARS 进展多较为迅速，患者高热明显，伴有胸闷、气促，表现为呼吸困难可进行性加重，需要进入重症监护室进行气管插管、呼吸机辅助、生命支持的患者比例较高，并且其预后较差，死亡率较高。

（3）血常规结果：流感患者的外周血淋巴细胞多升高，可出现白细胞轻度下降，SARS 由于 SARS 病毒可以靶向攻击人体免疫细胞，可造成人体免疫系统严重受损，表现为患者的外周血淋巴细胞降低，且降低幅度较为明显。

（4）病原学检测：二者的病原学也不相同，流感的病原体是人流感病毒，而 SARS 的病原体是 SARS 冠状病毒。

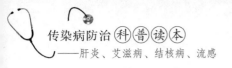

9. 为什么称 SARS 为综合征呢?

因为传染性非典型肺炎的患者往往不仅是呼吸系统受累,而且常伴有多个系统不同程度的受累,免疫系统受损最为突出,患者可出现血淋巴细胞、巨噬细胞计数的降低,明显的降低者常提示疾病预后不佳,除此外还包括泌尿系统、消化系统、心血管系统等多个系统受累,重症者可以出现多器官功能衰竭,死亡率较高。

10. "非典型肺炎"为什么称为非典型?

冠以"非典型"之名,是相对于细菌性肺炎而言的,最初由于对非典型病原体(病毒、支原体、衣原体、立克次体、军团菌)等感染所致肺炎的认识不足,此类患者症状多为干咳、少痰,与细菌性肺炎患者咳嗽、痰多不同,且抗生素治疗效果不佳,由此得名。

细菌性肺炎常累及患者的肺泡上皮细胞,而非典型肺炎主要累及患者的肺间质,因此又称为间质性肺炎。这便造成了胸部 CT 上细菌性肺炎和非典型肺炎的影像学差异,前者的胸部 CT 病变在肺实质,表现为肺叶的实变、支气管充气征明显,可有渗液,但往往较非典型肺炎多;后者的胸部 CT 影像多以按肺叶分布的毛玻璃样、网格条索状的影像,伴有肺泡间隔的增厚水肿、少量的液体渗出为特点。

细菌性肺炎的患者治愈后多不残留后遗症,而部分非典型肺炎患者肺炎控制后会残留肺间质纤维化,肺间质纤维化面积若较大会明显影响患者肺的换气功能,出现活动后呼吸困难、胸闷等症状,会明显降低其生活质量,目前暂无有效的治疗方法,仅能通过家庭氧疗的方式来改善症状。

11. 哪些肺炎可归为典型肺炎？

典型肺炎在临床上较为多见，主要是指由细菌所致的肺炎，主要包括支气管肺炎、大叶性肺炎。前者儿童和老年人多见，后者青壮年多见。

由于人体免疫力下降，病原体入侵人体，进入下呼吸道，在肺泡内繁殖，细菌荚膜多糖对人体有致病作用。患者主要表现为发热、畏寒、咳嗽、咯浓痰，大叶性肺炎可出现咯铁锈色痰，重症者可出现呼吸困难、气促等症状，胸片提示均匀的实变影、片状渗出灶，可伴胸腔积液等。

12. 病毒性肺炎有什么特点？

病毒性肺炎是由于病毒感染人体上呼吸道，向下蔓延到肺部所致的，引起病毒性肺炎的病毒不多见，其中以流行性感冒病毒为常见，其他为副流感病毒、巨细胞病毒、腺病毒、鼻病毒、冠状病毒和某些肠道病毒，如柯萨奇、埃可病毒等，以及单纯疱疹、水痘—带状疱疹、风疹、麻疹、呼吸道合胞病毒等病毒。

病毒性肺炎多发生于冬春季节。患者病情往往较轻，病程较短，多在 1～2 周内治愈，以畏寒、发热、头痛、肌肉酸痛、咳嗽、少痰为主要症状，可伴有鼻塞、流涕等症状。但一些有心血管系统、呼吸系统基础疾病的老年人、免疫缺陷的患者病情往往较严重，可出现持续高热，高于 39℃，伴心慌、呼吸困难、气促、发绀，严重者可出现呼吸衰竭、多脏器功能衰竭。肺部查体可有湿啰音（肺部有炎症渗出的表现）。

胸部 CT 可提示肺部均匀的磨玻璃阴影，患者白细胞分

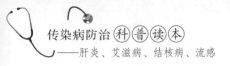

类中淋巴细胞、单核细胞常升高，痰培养无细菌生长。治疗以对症治疗为主，卧床休息，保持室内空气流通，注意隔离消毒，酌情吸氧可改善其呼吸困难，对于流感并发的病毒性肺炎可选用奥司他韦，其对甲型、乙型流感病毒感染均有较好的作用，并发细菌感染者可使用敏感抗生素。

13. 得了一次流感后，还会再得第二次流感吗？

季节性流感主要在冬春季流行，往年流行的流感多以甲型 H_1N_1 和 H_3N_2 亚型、乙型流感病毒等为主，对于个人而言，感染一种流感病毒后，激发机体免疫反应，产生免疫记忆，近期内对此种流感病毒可产生免疫力。但若未针对当年流行的流感毒株亚型的疫苗，仍可能再出现流感病毒感染。

造成上述情况是由于：

（1）流感病毒各亚型之间不存在交叉免疫，感染其中一种，并不能产生有效的针对其他亚型的免疫力。

（2）若机体免疫力低下，属于流感易感人群，对所有亚型的流感可能均易感。

（3）某个人即便是感染了某一种流感毒株亚型，若该亚型在近期内发生了较大的变异，可能出现毒力、传染性更强的毒株，他还可能出现同一亚型的流感病毒的再次感染。

（4）人体感染流感，康复后 1～2 个月，人体内流感病毒的抗体滴度便会开始下降，今后还可能出现同一型别的病毒感染。

14. 人禽流感的潜伏期大约有多久？

H_5N_1 禽流感的潜伏期常在一周以内，多数为感染 2～5 天出现症状，H_7N_9 禽流感的潜伏期多在 3～4 天。

15. 感染人禽流感病毒后有何表现?

人禽流感在疾病早期的症状和普通流感类似,主要以寒战、高热为主要表现,可以伴有鼻塞、流涕、头痛、全身肌肉酸痛。某些高致病亚型感染可以出现高热不退,出现呼吸困难、胸闷、口唇紫绀等呼吸衰竭表现,还可以出现多脏器功能衰竭。某些病毒亚型感染可仅仅出现轻微的鼻塞、流涕、咳嗽、咳痰症状,甚至可无明显症状。

第五节 流感的诊断及治疗

1. 怀疑患有流感的患者确诊需要接受哪些检查?

怀疑患流感的患者应接受以下检查:①首先需检查血常规、降钙素原或 C 反应蛋白,明确是否为病毒感染,有无合并细菌感染;②其次需要通过抗体检测病毒抗原,明确哪一型流感病毒感染;③有条件的医院可收集患者呼吸道的分泌物(如痰液、咽拭纸、鼻部分泌物等)进行病毒 RNA 检测,这项检查快速,且敏感性高,可进行早期诊断。

2. 快速流感检测阴性一定能排除流感感染吗?

快速流感检测的敏感性较低,需要重复数次采集标本检测,并且快速流感检测的准确性还取决于标本的取材的方式是否正确,鼻咽部冲洗液较咽拭纸更准确。此外流感检测可能出现假阴性结果,临床上医生不完全依赖于流感检测进行诊断,还需要通过患者的症状表现排除其他非典型病原体感染(如结核分枝杆菌、支原体、衣原体、立克次体、军团菌等)后做出的诊断才更为可靠,仅仅依靠快速流感检测诊断

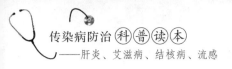

是不可靠的。

3. 如何读懂流感患者化验的血常规和 C 反应蛋白（CRP）？

主要观察血常规结果中白细胞总数、中性粒细胞计数、淋巴细胞计数、CRP，当白细胞数和中性粒细胞比率都明显增高时，判断可能存在细菌感染；当白细胞正常或低于正常值，判断可能存在病毒感染，淋巴细胞数量增多，而且单核细胞数量也增多，提示病毒感染可能性大。合并细菌感染也可出现白细胞和中性粒细胞增多。

CRP 正常参考范围：≤8 mg/L，可在各种急性炎症发作或外伤后数小时迅速升高，而病变好转又迅速降至正常，升高幅度与感染的程度往往呈正相关，所以被认为是急性炎症时反应最主要、最敏感的标志物之一。

4. 哪些患者属于重症流感，应当如何判断？

出现下列表现需警惕可能出现重症流感：

（1）体温持续高热不退，超过 38.5℃持续 3 天以上。

（2）患者头痛、全身肌肉酸痛明显，乏力症状重。

（3）出现明显的呕吐、腹泻，暂未出现明显脱水表现，但进食明显减少者。

（4）咳嗽、咳痰、咽痛表现较明显。

（5）流感症状数天未缓解，反而出现有加重的迹象。重症流感患者常出现以下表现：①意识状态不佳，表现出反应迟钝、嗜睡、烦躁不安、抽搐等；②呼吸衰竭表现，呼吸困难、呼吸频率快，成人及 5 岁以上的儿童 >30 次/分，1～5 岁儿童 >40 次/分，新生儿至 2 月龄 >60 次/分，2～12 月

龄 >50 次/分，血氧合指数明显下降，低于 300 mmHg*；③肺部感染进展迅速，胸部 CT 或胸部 X 线提示双肺大面积受累，或受累面积在 2 天内扩大 50%；④严重脱水表现和血压不稳，严重恶心、呕吐、腹泻、口干、皮肤干瘪，尿量少、血压降低，低于 90/60 mmHg，严重可出现肾功能的异常，表现为少尿，24 小时尿量不足 400 ml；⑤心肌损伤标志物、肌酶明显升高提示心肌损害、肌肉溶解严重；⑥出现多脏器功能衰竭。

5. 疑似人禽流感患者需要进行哪些检查?

对于疑似人禽流感的患者需要完善的检查分为非特异性检查和特异性检查:

（1）非特异性检查:①全血细胞计数及骨髓检查，白细胞总数一般不高或降低，血小板正常。重症患者多有白细胞总数及淋巴细胞下降。骨髓细胞学检查显示细胞增生活跃，反应性组织细胞增生伴出血性吞噬现象；②凝血功能，明确有无凝血功能的异常，凝血功能异常者常常提示病情较严重，预后不佳；③生化检查，明确有无存在肝脏、肾脏的功能的损害，合并肾脏、肝脏功能损害者常常提示疾病严重，死亡率较无肝肾功能损害者高；④胸部 CT，能为临床医生诊断提供方便，明确肺部病灶的性质、范围、严重程度；⑤其他。

（2）特异性检查:①病毒抗原及基因检测，从患者呼吸道标本（如鼻咽分泌物、口腔含漱液、气管吸出物或呼吸道

---

* 1 mmHg＝0.133 kPa。

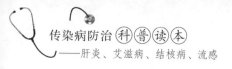

上皮细胞）中分离禽流感病毒，采用免疫荧光法（或酶联免疫法）检测甲型流感病毒核蛋白抗原（NP）及禽流感病毒亚型特异性 H 抗原。还可用 RT－PCR 法检测禽流感病毒亚型特异性 H 抗原基因。②血清学检查，采集发病初期和恢复期双份血清，用血凝抑制试验、补体结合试验或酶联免疫吸附试验检测抗禽流感病毒抗体，如前后滴度有 4 倍或以上升高，可作为回顾性诊断。

6. 呼吸道分泌物的禽流感病毒检测阴性就一定没感染人禽流感吗？

人禽流感病毒检测的敏感性并不是人们想象中那么高，单次痰液、咽喉部分泌物检测人禽流感病毒阴性并不能说明未感染人禽流感病毒，需要重复多次收集标本进行检测才准确，并且还可以结合患者病情进行诊断。

7. 如何正确的留取痰液送检？

痰标本检验主要包括痰涂片查病原学检查、痰培养检查，痰标本查病毒 RNA 等。正确留取痰液能帮助临床医生在最短时间内进行准确的诊断，采取最为合理的用药方案进行治疗，能在一定程度上缩短住院天数，改善患者预后。

痰液标本的采集建议在晨起时最佳，用清水漱口后，用力咳嗽出气管深部的痰液，留在无菌痰杯中，及时送检。

8. 哪些人需要高度怀疑患了人禽流感？

对于已有呼吸道症状，并且符合下列情况者需要高度怀疑患了人禽流感：①近期到过人禽流感的疫区；②有病死的家禽或野禽接触病史者；③和人禽流感感染患者有过密切接触者；④接触过病死家禽的排泄物者；⑤实验室从事人禽流感病毒研究者。

9. 哪些因素更易使人禽流感患者发展为重症？

容易发生重症人禽流感的高危因素主要包括：①感染的人禽流感毒株为高致病性人禽流感病毒，如 H_7N_9 型、H_5N_1 型；②高龄，年龄大者多免疫力较为低下，心肺基础功能较差，易感染人禽流感病毒；③存在心脏、肺部、肾脏基础疾病者，如存在冠心病、慢性阻塞性肺疾病者、糖尿病、肾衰竭长期透析等情况的患者；④长期服用激素或免疫抑制剂者，此类患者由于免疫抑制，容易感染各种病原体，可加重病情。

10. 哪些流感患者需要及时就医呢？

那些高热、全身症状较重的，如全身乏力、全身疼痛、意识状态不佳、恶心、呕吐、腹泻症状较重的，且高热持续不退者；咳嗽、咳痰症状多日不缓解，且有加重趋势；有心慌、胸闷、呼吸困难等心肌炎表现者。出现上述情况应及时就医。

11. 轻症流感患者该如何治疗？

轻症流感患者的治疗主要有：①对症治疗，多注意休息，避免劳累，发热、肌肉疼痛患者可口服解热镇痛药物，儿童禁止服用阿司匹林，可选用布洛芬。咳嗽、咳痰者可选用氨溴索祛痰、复方甘草合剂止咳化痰，合并细菌感染者还需使用抗生素；②抗病毒治疗，出现症状后 48 小时内服用抗病毒药效果最佳，可以缓解症状，减少并发症的发生，抗病毒药物主要有离子通道阻滞剂（如金刚烷胺、金刚乙胺）和神经氨酸酶抑制剂两类。

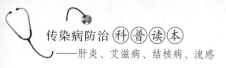

—— 肝炎、艾滋病、结核病、流感

12. 重症流感患者该如何治疗？

（1）治疗原发病：发病早期 48 小时内尽早使用抗流感病毒药物，可在一定程度上改善患者预后，抗病毒治疗疗程推荐为 5 天，若 5 天后病情仍严重者，可酌情延长疗程。目前可供选择的药物有神经氨酸酶抑制剂（口服的有奥司他韦，住院患者可选用静脉制剂帕拉米韦）和 M_2 离子通道阻断滞剂（金刚烷胺、金刚乙胺），但由于耐药严重，临床上不推荐经验性使用。

（2）此类患者需要转入重症监护室进一步监护治疗，严密的动态观察病情，心电监护、血氧饱和度监测。

（3）呼吸支持：给予吸氧，尽量保持氧饱和度在 93% 以上，若患者出现重症肺炎或合并多器官功能衰竭，需要在专业医生评估后给予无创呼吸机正压通气。

（4）若患者出现急性肺损伤，氧合指数 < 300 mmHg 者，经无创正压通气无法改善或出现人机无法配合时，应考虑进行气管插管有创呼吸机辅助通气。

（5）出现脏器损害者需要加强器官功能支持，如出现感染性休克，需要在加强抗感染的同时在充分补液的情况下使用血管活性药物；若出现肾功能衰竭还需要进行血液透析治疗。

（6）昏迷或镇静状态的患者需要考虑肠外营养支持治疗，补充人体需要的能量，有助于疾病的恢复。

（7）糖皮质激素的使用：由于激素有加重病毒复制和导致继发细菌、真菌感染的风险，对于血压不稳定时在权衡利弊的情况下考虑是否需要小剂量使用。

（8）维持体内的水、电解质等内环境的平衡。

· 154 ·

（9）预防和治疗并发的细菌和真菌感染，一旦发生，需要及时经验性使用抗感染药物，采集痰液、血液等标本，做培养和药敏试验，再依据其结果调整抗感染药物。

13. 重症流感患者日常护理需要注意什么？

此类患者日常护理需要注意：①昏迷者需注意定时翻身，防止压疮形成；②高热者，药物降温的同时可使用冰敷、酒精或温水擦浴等方式进行物理降温；③痰多、咳嗽不畅者，需定期进行翻身拍背，插管患者必要时需经气管插管吸痰，保持气道畅通；④定期检测患者生命体征，患者体温、呼吸、脉搏变化能为临床医生的治疗提供指导；⑤定时检测患者尿量，尿量往往可间接反应患者肾功能的变化；⑥口腔护理，使用激素和抗生素的患者的口腔需要特殊护理，严密观察有无白色附着物，若有需明确有无真菌感染，若出现真菌感染，可含漱制霉菌素治疗。

14. 寒战、发热的患者加盖棉絮有助于退热吗？

患者处于寒战、体温上升期时可适当加盖衣物，但不能为了达到降温目的而过多加盖棉絮，因为患者若脱水过多还会出现脱水热，引起体温上升，儿童由于体温调节中枢发育不完善，还可能导致致命的捂热综合征。

捂热综合征常常发生于幼小的婴儿，婴儿不会语言表达，程度轻者可出现高热不退，体温多高于40℃，伴有大汗淋漓、烦躁不安、哭闹，还可有脱水的表现，眼窝、囟门凹陷、口唇、皮肤干燥等表现；严重者可出现不哭闹、拒奶、表情淡漠、面色苍白，皮肤青紫、尿量少等表现。

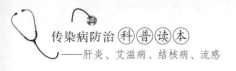

15. 两类常用抗流感病毒药物间有何差别?

（1）治疗机制不同：M_2 离子通道阻滞剂（常用的包括金刚烷胺、金刚乙胺）通过抑制病毒脱掉表面的蛋白进入细胞的过程，造成流感病毒无法进入细胞完成复制来起效的，而神经氨酸酶抑制剂（常用的有奥司他韦等）主要是通过抑制神经氨酸酶来抑制病毒从感染细胞释放的过程来起效的。

（2）使用对象不同：M_2 离子通道阻滞剂使用限于甲型流感病毒，且疗效往往不佳，容易诱发产生耐药病毒毒株，大部分 H_5N_1 亚型和所有的 H_7N_9 亚型的人禽流感病毒对这类药物耐药，经验性抗病毒治疗时不推荐选用。神经氨酸酶抑制剂可用于甲型、乙型流感病毒感染，耐药率较前者低。

（3）不良反应：金刚烷胺存在中枢系统不良反应，剂量过大时可能引起患者出现惊厥，肾功能不全者需减量，金刚乙胺的中枢神经系统不良反应较少出现。神经氨酸酶抑制剂不良反应主要有头晕、恶心、呕吐，可能导致流感患者精神行为异常。

16. 特殊人群使用奥司他韦需注意些什么?

（1）孕妇：目前奥司他韦仅在大鼠和家兔实验中未观察到致畸性，孕妇服用此药的风险性暂未明确，因此需权衡利弊，仅在利大于弊的情况下选用。

（2）哺乳期妇女：由于动物实验中观察到此药会从大鼠乳汁中分泌，推测也可从人乳中分泌，因此不推荐常规服用。

（3）儿童：目前此药对于 1 岁以下的儿童的安全性和疗效还不明确，因此多用于 1 岁以上儿童。

17. 患人禽流感应如何治疗?

(1) 首先需要隔离治疗。

(2) 其次主要针对患者的发热、咳嗽、咳痰等症状进行退热、止咳、祛痰治疗,合并细菌感染的患者需要抗感染治疗,出现呼吸衰竭、脏器功能损害者还需要呼吸支持、器官支持治疗。

(3) 抗病毒治疗:主要选择奥司他韦一类的药物。

18. 人禽流感患者抗病毒治疗需要注意些什么?

此类患者抗病毒治疗提倡早期使用抗病毒药物,48小时内使用效果最佳,主要为神经氨酸酶抑制剂类药物,如奥司他韦、扎那米韦、帕拉米韦等,有研究表明早期使用可以改善患者的预后,提高生存率,不一定需要等到人禽流感检查结果后才使用。

19. 中医对流感的认识

中医早在公元219年左右便对流感有了文字记载,在医圣张仲景的《伤寒杂病论》中有记载:"吾宗族素多,向余二百,建安纪年以来,犹未十稔,其死亡者,三分有二,因于伤寒者,十居其七。"可见当时传染病流行时病情的严重程度,死亡人数也很高。《伤寒论·太阳篇》中写道:太阳之为病,脉浮,头项强痛而恶寒。头痛发热,身疼腰痛,骨节疼痛,恶风等症状与如今的流感患者的症状极为相似,可见古代中医学对流感防治已有很丰富的经验了。在2011年版的《流行性感冒诊断与治疗指南》中加入了中医的观点。

指南中中医认为轻症的患者主要有以下3种证型:

(1) 风热犯卫:人体的卫气,在中医观点中是人体抵御

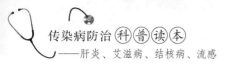

外来入侵的防御系统，此证的含义是人体卫气较足时，风、热二邪侵犯人体，卫气与之抗衡，人体才出现一派热象，如发热，舌、咽发红，舌苔较薄，少痰等表现。治疗主要以疏风、清热解毒的药物为主，如金银花、连翘、菊花、牛蒡子等清热解毒、疏风散热药和一些补充人体肺脏津液的药物，如杏仁、浙贝母、芦根、生甘草等，再依据伴随的症状加减药物。

（2）风寒束表：中医认为此证是由于风邪侵犯人体的腠理（可以理解为人体的毛孔）后，恰逢寒邪入侵，寒邪停留在人体体表，可使患者出现发热、恶寒、鼻塞、流涕、头身疼痛等症状。治疗主要以辛温解表为原则，基础方使用一些如麻黄、桂枝等热性解表药，苏叶等热性药物，配合葛根、羌活等治疗头身疼痛。

（3）热毒袭肺：前两证属表证，此证属于里证，病情较前稍重，病邪已深入肺脏，可引起高热、咳嗽、咳黏稠痰、咽痛等症状，舌红苔黄腻，脉滑数，治疗主要以清肺解毒为主，基础方主要以经典的麻杏石甘汤辅以补充肺脏津液（知母、芦根、浙贝母）和清热解毒（青蒿、金银花、薄荷）、化痰（瓜蒌）的药物等。

危重症主要有2个证候：

（1）热毒壅肺：由于热毒侵袭肺脏，热邪闭阻体内，热灼伤肺津液，引起其严重不足，化为黏痰，痰热瘀滞闭阻包络，体内阴液亏虚太甚，会导致人体出现休克的表现，面色苍白、四肢厥冷，甚至可出现昏迷。肺主呼吸的功能失调，出现气促、呼吸困难等症状，基础方主要是麻杏石甘汤配合一些清热化痰、补充人体津液的药物，出现高热、昏迷者还可以使用醒神开窍的安宫牛黄丸，出现抽搐者可以加用息风药（羚角、僵蚕等）。

（2）正虚邪陷：此证患者多由于正气亏虚，造成痰饮、寒邪或热邪等邪气滞留体内。患者多平素已有内伤，这点与西医认为已有基础病患者感染流感症状较重的观点较为一致，此类患者可表现为发热，口干咽干、苔白或舌红少苔，呼吸急促或微弱，意识淡漠，甚至出现嗜睡，四肢不温等表现。治疗上主要以扶正固脱为主，偏于气虚阳脱者选用参附汤加减，偏于气虚阴脱者选用红参、麦冬、山萸肉（重剂固脱有奇效）、五味子、生地、炙甘草等药物。

第六节　流感的预防

【一般预防措施】

1．日常生活中应该如何预防流感？

日常生活中应做到：

①勤锻炼，加强体质，适当的增强营养，可增强免疫力；②勤开窗通风，避免空气不流通造成疾病传播；③流感流行期间，避免到人流量大的公共场所活动，这些地方空气不流通，人流中不排除有流感患者存在，流感病毒较易在这些场所传播；④注意手卫生，避免病从"手"来，因为人手接触了被流感病毒污染的物品，再接触口鼻、眼睛等处的黏膜可被感染，流感流行期间，接触了外界的物品应先用洗手液洗手；⑤打喷嚏和咳嗽时注意掩住口鼻。

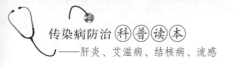
2．如何正确地洗手？

正确洗手步骤如下：①先挤出适量洗手液，掌心相对，五指并拢后相互揉搓——内；②一只手先在另一只手背揉搓，然后另一只手再交换进行揉搓剩余手的手背——外；③掌心相对，双手手指分开，沿着指缝相互揉搓——夹；④弯曲十个手指的手指关节，双手相扣进行揉搓——弓；⑤一只手握另一只手大拇指旋转搓擦，交换进行——大；⑥一手指尖在另一掌心旋转搓擦，交换进行——立；⑦一手握另一只手腕部旋转搓擦，交换进行——腕。

总结成 7 字口诀即为"内外夹弓大立腕"，倡导正确洗手是传染病防治最简单、最经济实用的措施之一，并且倡导手卫生是个人卫生和社会文明的重要体现。

3．什么是 N95 口罩？

N95 中的 N 表示不耐油的意思，N 后的数字代表暴露在规定数量的专用试验微粒下，口罩内的微粒浓度比口罩外的浓度低的百分比，并且这个百分比是最小值，而非平均值。N95 口罩是美国国家职业安全与健康研究所在 1995 年制定的 9 种标准之一，N95 是感染防护的最低标准，并且又有价格低廉等优势，因此医疗机构常用，它能防护多种病原微粒（病毒、真菌、细菌、结核分枝杆菌等）。

4．带有呼吸阀的口罩与无呼吸阀的口罩有什么区别？

带有呼吸阀的口罩它的优点主要是其可以引导气流向口罩两侧和下方排出，减少眼睛起雾，同时吸气时呼吸阀关闭可以阻隔污染空气进入，达到吸气密闭的效果，呼气时由于气流正压使呼吸阀开启，可以及时排出热量和湿气，降低了使用口罩时的闷热不适感，而吸气时负压再次使阀门自动关闭。而无呼吸阀的口罩佩戴时间稍长便可能出现闷热、潮湿的感觉，如遇工作量大、通风条件差的情况下不利于使用者的呼吸。

5. 所有人都适合佩戴 N95 口罩吗？

由于 N95 口罩是专门用于防各种病原体的，其高效过滤的特性决定了其质地较厚的特点，佩戴后通风性能自然会很差，对于那些存在心血管、呼吸系统慢性疾病的患者、儿童、妊娠妇女、老年人，不建议佩戴此种口罩，使用时较容易出现呼吸困难、头晕等缺氧的表现。此类人群在流感流行季节尽量减少外出，家中若出现疑似流感的患者应当将其与这类人群隔离开。对于普通人群，没有经过培训，并且掌握此方面知识的，不建议佩戴 N95 型口罩，选择普通的透气性能较好的医用口罩即可。

6. 你的口罩佩戴方式真的正确吗？

首先说一下口罩的佩戴方法：

第一步，首先清洗双手，避免手上的病原体污染口罩；

第二步，选择合适型号的口罩；

第三步，单手将口罩固定在自己的口鼻和下颌上；

第四步，将下方的头部固定带拉松，并将其固定于脑后耳下部位，然后将上方的头部固定带固定于脑后耳上方的部位；

第五步，调节鼻部的金属固定条适合脸部形态，避免漏气，口罩的形状一定要紧贴面部，鼻梁处的口罩金属条一定

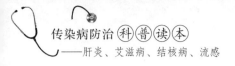

要捏紧，否则容易造成病原体进入，从而起不到防护作用；

第六步，通过呼吸检查口罩的密闭性，呼气时注意是否口罩周围漏气。此外 N95 口罩不宜长时间佩戴，因为此种口罩密闭性较好，佩戴时间过长容易出现呼吸困难的症状，一般推荐佩戴超过 2 小时建议取下，最长不超过 4 小时。

7. N95 口罩多久需要更换一次呢？

下列几种情况下需要立即更换口罩：

（1）口罩受到传染病患者分泌物、血液、飞沫、痰液等污染时。

（2）口罩已遭到破坏，密闭性受损。

（3）佩戴者感觉呼吸阻力较大，出现呼吸困难等症状时。

有文献研究表明，每日佩戴 8 小时 N95 型口罩，连续佩戴 2 天其过滤病原体的效率仍在 95% 以上，连续佩戴 6 天时过滤效率可在 90% 以上，佩戴 14 天的过滤效率在 80% 以上。理论上 N95 口罩佩戴 3 天可以达到国际标准，因此至少在 3 日内无需频繁更换口罩。

8. 流感流行期间，学校应当如何做好疾病的防控工作？

流感流行期间，学校的校医应同教师一起做好学生的晨检工作，主要检测学生的体温，有无咳嗽、咳痰、呼吸困难等症状，一旦出现学生、教师发病，立即发放口罩佩戴，及时送医检查治疗，做到早发现、早治疗；做好教室的通风换气工作，经常开窗通风，保持教室的环境卫生，定期对教室、楼道、厕所等公共场所进行消毒灭菌；利用课余时间进行传染病预防知识的宣传讲座，让学生了解掌握传染病的相关预防知识，发生疫情时，能减轻或消除学生的焦虑、恐惧心理，并且有利于促进学生积极配合相关疾控人员开展相关工作。

9．流感流行期间居民该如何预防？

居民应尽量做到如下几点：

（1）尽量不到人群密集的地方活动，因为人群密集的地方空气不流通，易造成流感病毒的传播。

（2）保持个人的卫生，咳嗽、打喷嚏时用手巾掩住口鼻。

（3）双手接触了呼吸道的分泌物后应及时清洁双手。

（4）接触了污物应避免用手接触口、鼻、眼睛。

（5）如出现发热、呼吸道症状应及时就医，一旦确诊流感，需服从安排接受治疗。

10．有身边同事、家人、朋友被怀疑流感，如何处理？

如遇到有疑似流感的患者应做到：

（1）症状较轻者陪同其去社区医院就诊。

（2）接触疑似流感患者时应佩戴医用口罩。

（3）患者接触的房间、物品应当彻底清洁、消毒。

（4）接触患者后，应用肥皂彻底清洗双手。

（5）患者居住的房间应保持空气流通，经常打开窗户通风换气，避免病毒传播。

（6）若患者出现胸闷、气促、喘憋等不适症状或发热超38℃以上者建议及早于当地医院就诊。

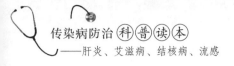

11. 日常购买禽类制品需注意些什么？

应当注意如下要点：

（1）不要购买活禽自行宰杀，尽量购买正规禽肉市场已宰杀好的有检疫证明的禽类肉制品，因为活禽若带有禽流感病毒，往往可以造成疾病的传播。

（2）日常生活中尽量避免私自喂养禽类、鸟类，因为居民自行喂养的家禽、鸟类往往未接种疫苗，较易感染禽流感病毒，若病毒在其体内变异，可能造成人感染。

（3）拒绝购买病（死）禽肉制品和无检疫合格证明的禽肉蛋类制品。

（4）生活中尽量避免直接接触活禽、鸟类及其排泄物，若接触后，应尽快用肥皂洗手，有条件者可使用消毒液再次清洗。

12. 如何健康安全地食用禽肉蛋类制品？

禽流感病毒对低温抵抗力较强，在 22℃ 水中可存活 4 天，在 0℃ 水中可存活 30 天以上，在粪便中可存活 3 个月。而禽流感病毒对热比较敏感，100℃ 以上的沸水里煮 2 分钟即可灭活。

人们应养成良好的卫生习惯，做饭时一定坚持生熟分开，如切生鸡肉的案板和刀就不能再去切熟食，否则生肉上的病毒、细菌、寄生虫等会污染熟食，人体进食污染的熟食后不仅容易感染寄生虫、细菌，还可能感染禽流感。千万不能存有侥幸心理，认为购买的禽肉不带有任何病原体。不要喝生水，鸡肉、鸡蛋一定要煮熟了吃。

特别是一些吃火锅贪"鲜"的人，由于食物在锅中煮的时间较短便进食了，容易造成病原体的感染。

【管理传染源】

● 人流感

如何控制人流感的传染源？

（1）相关部门应当加强疫情的监测工作，流感流行期间人流量大的场所需严格进行体温监测，一旦发现流感患者，及时送医治疗，发现疑似流感暴发情况，及时向当地疾控中心报告。

（2）对疑似流感患者或确诊患者进行医学隔离，隔离至其体温恢复正常后可解除隔离。

（3）若出现大规模疑似流感患者，与流感患者密切接触的人群也需接受医学观察，同时可口服抗流感病毒药物奥司他韦预防，超过流感潜伏期未发病者可解除医学观察。

● 禽流感

1. 候鸟迁徙对人感染高致病性禽流感的传播有何影响？

研究人员在野生鸟类体内发现了高致病性禽流感病毒，有些野生的水禽对高致病性禽流感免疫，即使感染这种病毒，也不会出现疾病，这极大有利于人感染高致病性禽流感的传播，每当野生候鸟迁徙到南方，野生候鸟和当地的鸟类、家禽杂居在一起，就可以引起它们的感染，若病毒出现变异，可能出现家禽传人的情况，这可能引发灾难性的疫情，给人类带来巨大的损失。

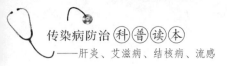
2．如何控制人禽流感的传染源？

（1）加强禽类的检验检疫工作：加强对市场上出售的禽类肉类的卫生检疫，对进口的禽类进行严格的检疫，重点检疫家禽、野生禽类、观赏鸟类、禽蛋类、肉类制品等，防止国外的高致病性禽流感病毒传入。

（2）加强禽类防疫工作：禽类养殖户定期应对养殖场所进行消毒，定期给禽类接种禽流感疫苗。由于野生禽类、鸟类迁徙也可能造成禽流感病毒传播，因此，禽类养殖户应防止所养殖的家禽与野禽、野鸟接触，避免其进入野生禽类、鸟类停滞过的池塘、湖畔。

（3）染病禽类的处理：一旦发生疫情，养殖户应及时将疫情上报畜牧局，一旦明确为禽流感疫情，对疫点周围 3 km 范围内的所有禽类均需全部捕杀，禽类尸体需无害化处理，并对疫区内污染物进行彻底的消毒和无害化处理，需注意接触染病家禽和患者的工作人员，需要穿戴防护衣，戴口罩。

（4）疑似患者、密切接触者的管理：对疑似人感染禽流感患者或确诊患者进行隔离治疗，密切接触过人禽流感患者的人应接受医学观察，上述人群应积极配合卫生行政部门人员采取相应的医学措施。

【切断传播途径】

人流感和人禽流感流行时需采取哪些措施阻断疾病的传播渠道？

流感是一种呼吸道的传染病，其通过空气为媒介传播，在流感流行期，公共场所、公交工具（如机场、地铁、公交车等）、人员集中地区（如学校、娱乐场所等）需加强通风、定期进行卫生消毒，外来流动人员需严格进行卫生检疫，必要时国家会限制或停止集市、演出和人群聚集活动等。

人禽流感主要是通过密切接触禽类或接触被禽流感病毒污染的物品后感染人体的，其主要通过呼吸道传播，禽类饲养的基地、活禽市场等可能是禽流感病毒传播的重要场所，因此，活禽饲养员、兽医、屠宰人员等在接触禽类及其排泄物、分泌物时应穿戴防护服和口罩，避免感染禽流感病毒。此外，还需做好禽类饲养点、禽肉蛋市场的通风和卫生消毒灭菌工作。

【保护易感人群】

1. 哪些人群建议接种流感疫苗？

对于下列人群建议接种流感疫苗：65岁以上的老年人、6个月至2岁的婴幼儿，有基础疾病者，如心脏病、糖尿病患者，慢性肺病、器官移植者、需要长期服用激素和免疫抑制剂者、肾功能不全者，这些人群免疫力较弱，易感染流感病毒，医护人员、疾控中心人员等，这些人群平时较易接触到流感患者，因此也应接种流感疫苗。

2. 流感疫苗分类有哪些？注射后是怎样让人体免疫的？

流感疫苗主要包括灭活全病毒疫苗、亚单位疫苗、裂解疫苗等。全病毒灭活疫苗所含病毒组分齐全，免疫原性较好，能使人体产生充足的抗体，但由于其含类脂质，其副作用较大，安全性能不佳。亚单位疫苗是保留了病毒的 HA 和

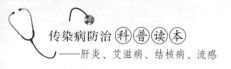

NA 抗原，不含有病毒的类脂质和内抗原，安全性能好，但其免疫原性被大大削弱了。而裂解疫苗是将病毒灭活，裂解后，去除类脂质，其免疫原性得到了保留，并且安全性也较好。

人类接种疫苗后，在血中和呼吸道分泌物中会产生针对流感病毒的抗体，并且一旦病毒入侵机体的细胞，机体的免疫反应会被激活，对感染病毒的细胞进行攻击，破坏并清除病毒，进而达到阻止病毒入侵和避免重症流感发生的目的。

3. 流感疫苗预防效果如何？

需要申明的是没有任何一种疫苗的预防效果是百分之百的，即使接种了相应的疫苗，由于个体差异等情况仍可能患流感。接种流感疫苗的目的是为了阻断流感的流行，降低重症流感的发病率和死亡率。有资料表明，流感疫苗对儿童和成年人而言，可降低发病率70% ～ 90%，对65岁以上的老年人仅仅降低发病率30% ～ 40%，但可以使病死率降低20% ～ 80%。

4. 接种季节性流感疫苗能预防人感染 H_7N_9 禽流感吗？

由于感染人的 H_7N_9 禽流感病毒的危害严重，病死率可高达30%，人群对此病毒缺乏免疫力，并且该病毒具备在人际间传播的风险，这必将导致流感大流行。季节性流感疫苗接种能否预防此病毒显得尤为关键，有研究显示季节性流感疫苗接种后并不能对新发的 H_7N_9 禽流感病毒起交叉保护作用。目前人用禽流感 H_5N_1、H_7N_9 亚型疫苗均已初步研制成功，但还需经过较长时间的在动物和临床试验观察其预防效果和安全性，市场上暂无人用 H_5N_1、H_7N_9 亚型禽流感疫苗，但在不久的将来有望批准上市。

5. 如何正确接种流感疫苗？

接种疫苗需在 9～11 月份接种，因为季节性流感多在冬季流行，选择在流感流行季到来的前一个月接种为最佳。不同人群接种剂量不同，6 月龄至 9 岁的儿童需接种 2 针，间隔 4 周以上；其余人群仅需接种 1 针。通常在 2 周内即可产生保护作用，其效果可维持 1 年左右，由于流感病毒的变异速度较快，且流感病毒抗体的维持时间较短，建议每年接种1 次。

6. 哪些人群不适合接种流感疫苗？

正处于急性感染、发热和慢性病活动期的、对疫苗中的任何成分过敏的人群，格林巴利综合征、怀孕早期的孕妇禁止接种流感疫苗，尤其是对鸡蛋、鱼虾等蛋白质过敏者不宜接种，此外，12 岁以下的儿童不宜接种全病毒灭活疫苗。接种后少数儿童可能会出现局部和全身的反应，如局部红肿、疼痛，发热，肌肉、关节疼痛等，一般症状较轻，不需特殊处理，若接种者出现严重的全身反应，应到就近医院就诊治疗。

7. 接种疫苗有可能感染流感吗？

接种疫苗并不会引起流感病毒的感染，因为目前使用的三种流感疫苗（全病毒灭活疫苗、裂解疫苗、亚单位疫苗）均采取了灭活措施，并不存在感染性，接种疫苗后仍可能感染呼吸道的疾病，但并不是由于疫苗所致的。接种疫苗后部分患者可能出现发热，注射部位轻微红肿、疼痛，并不一定

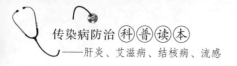

是感染流感病毒所致的，不需要惊慌。

8. 药物能预防流感吗？

目前有两种有效的抗流感病毒的药物，M_2 离子通道阻滞剂和神经氨酸酶抑制剂。

M_2 离子通道阻滞剂常用的主要有金刚烷胺和金刚乙胺，它们通过阻止病毒脱壳进入细胞的过程来发挥抗病毒作用的，病毒无法进入细胞，病毒数量的"扩增计划"便无法完成。由于乙型流感病毒缺乏 M_2 膜蛋白，本类药物对其无效，因此其仅能用于甲型流感病毒感染的预防，包括禽流感病毒感染的预防，但由于此类药物的耐药率较高，其使用大大受到了限制。

神经氨酸酶抑制剂常用的主要有奥司他韦、扎那米韦等，流感病毒的神经氨酸酶可以使复制产生的病毒从细胞释放出来，此类药物能抑制病毒神经氨酸酶的活性，抑制病毒的释放，由于甲型、乙型流感病毒均存在神经氨酸酶，因此能用于甲型和乙型流感的预防，由于禽流感病毒也属于甲型流感病毒之一，此药也能用于禽流感的预防和治疗，但仅奥司他韦被批准用于预防用药。对于流感密切接触者可以通过服用奥司他韦起到预防流感发病的效果，服药疗程为 1 周。对于特定人群长期预防用药者，需要服用 4～8 周，每日服用 1 次；流感暴发流行期间需要服用 2 周。

第七节 疫情的发现报告

1. 如何上报流感疫情？

　　流行性感冒属于丙类传染病，具备一定的传染性和致病力，国家法律要求各级各类医疗机构和卫生人员还有责任报告人一旦发现了流感患者应严格按照规定上报，若发现疑似流感或禽流感暴发疫情时，应当立即向当地疾控中心报告，疾控中心会对疑似暴发疫情进行调查处理和采样检测。

　　2013 年国家卫生计生委（现国家卫生健康委员会）将甲型 H_1N_1 也纳入流行性感冒进行管理。对此类传染病患者、病原携带者和疑似传染病患者，在诊断后应于 24 小时内进行网络直报。无直报的地区城镇要求 12 小时内，农村要求24 小时内通过电话或传真、网络等方式向当地县级疾控中心报告疫情，同时填报传染病报告卡。而人感染高致病禽流感（人感染 H_7N_9 禽流感也属于）属于乙类传染病，但需要按甲类传染病管理。对此类传染病患者、病原携带者和疑似传染病患者，一旦发现，报告人应于 2 小时内提交传染病报告卡，通过预防保健科网络直报，无直报的地区城镇要求 2 小时内，农村要求 6 小时内通过电话或传真、网络等方式向当地县级疾控中心报告疫情，同时填报传染病报告卡。

2. 什么是流感指数？

　　流感指数是对流感流行的情况的一种分级预警等级信息，我国深圳市已率先试行了这个创新型公共卫生服务措施，其疾病预防控制中心（简称疾控中心）会根据全市流感

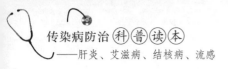

传染病防治科普读本
——肝炎、艾滋病、结核病、流感

检测数据，每周更新一次流感指数，为市民提供疾病预防的指引，有利于提高公共卫生综合管理服务的质量，更重要的是将流感的预防工作作为了常态化的一种服务产品提供给市民，值得我国各地的疾控中心借鉴和推广。市民可登录深圳市疾控中心门户网站进行查询目前的流感指数分级，根据疾病预防指引和参考建议进行自我保护。

深圳市疾控中心对流感指数的分级预警信息具体划分情况如下：（下表摘自深圳市疾控中心官方网站）

分级	颜色	释义	定义	建议
Ⅳ级	蓝色	较少发生	流感患者较少，流感活动强度较低，当前处于流感的非流行期	保持室内环境卫生，经常开窗通风；保持健康饮食、适量运动、充分休息；随温度变化添减衣物，避免着凉
Ⅲ级	黄色	较易发生	流感病人开始增多，流感活动增强，进入流感流行期	保持室内环境卫生，经常开窗通风；保持健康饮食、适量运动、充分休息；勤洗手，打喷嚏或咳嗽时用手帕或纸巾掩住口鼻；尽量避免接触流感患者，如需接触应佩戴口罩；建议老人、孩子与慢性病患者注射流感疫苗

（续表）

分级	颜色	释义	定义	建议
Ⅱ级	橙色	易发生	流感患者明显增多，流感流行强度较高	避免前往人群密集的公共场所； 如有流感症状出现，应戴上口罩并及时就诊； 建议居民注射流感疫苗
Ⅰ级	红色	极易发生	流感患者急剧增多，流感流行强度极高	避免前往人群密集的公共场所； 出现流感症状应立即停课或停止工作，佩戴口罩，避免接触他人，及时就医； 集体单位做好消毒工作，防止病原扩散； 建议居民注射流感疫苗

第八节　流感与普通感冒、禽流感的区别

1. 流感和普通感冒有何差别?

（1）病原体：流感是由流感病毒感染所致，普通感冒可由鼻病毒、冠状病毒、副流感病毒等感染所致。

（2）传染性：流感的传染性较强，它是一种通过咳嗽、喷嚏将病毒传到空气中经呼吸道传播的传染病，流感大流行时可以出现跨国界的疾病传播，普通感冒的传染性较弱。

（3）症状：流感的症状往往较普通感冒重，主要表现为高热，体温可高于39℃，畏寒，全身肌肉酸痛、头痛明显、

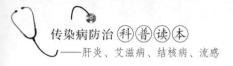
精神不佳，可伴咳嗽、咳痰、流涕、鼻塞等症状。普通感冒发热体温多低于 39℃，可有咽喉疼痛、鼻塞、咳嗽、咳痰等症状，但症状多较轻。

（4）并发症：流感患者容易出现各种并发症，如并发肺炎，可出现呼吸急促，胸闷，喘不上气，有人甚至不得不依靠呼吸机帮助呼吸。若并发心肌炎，可出现心慌、剧烈憋闷、下肢水肿等症状，严重时可导致患者死亡。普通感冒症状多较轻，并发症较少见。

（5）病程：流感病程多为 5～10 天，发热可持续 3～5 天，重症流感者病程可延长，普通感冒病程多在 7 天内，发热持续时间多不超过 2 天。

（6）治疗：流感患者发病 48 小时内使用神经氨酸酶抑制剂奥司他韦多有效，可缩短病程，减少重症流感的发生。而普通感冒仅需对症治疗，即可自愈。

2. 人流感和人感染禽流感有何不同?

➢ 区别一：病原学不同

人流感可由甲型、乙型、丙型三种人流感病毒引起，人流感病毒可在人与人之间传播，最常见的是甲型流感病毒，其可分出许多不同的亚型，至今仍流行的亚型主要是 H_3N_2 型和 H_1N_1 型。

禽流感病毒原本因为存在种属屏障，无法感染人类，但由于病毒的变异，出现了跨种属感染人的情况，称为人感染禽流感。目前发现的人感染禽流感病毒有 H_5N_1、H_5N_6、H_7N_7、H_7N_9、H_9N_2、H_7N_2、H_7N_3、H_5N_2、$H_{10}N_7$ 型等。

➤ 区别二：流行病学不同

人流感病毒长时间在人间传播，存在一定的流行病学特点，往往呈明显的季节性流行，冬春季是流行的高峰，人流密集的地区往往可造成其流行，也可因人流感病毒出现较大的变异，人群普遍易感，而出现流感的大流行。

人感染禽流感病毒多因与禽类有过密切接触，或间接接触了其排泄物和被排泄物污染的环境而被感染的。人类出现疫情前，禽类动物往往已有疾病流行，致病力强的禽流感病毒可造成禽类的大规模死亡。但也有例外，如 H_7N_9 对禽类低致病力，某些野生禽类甚至不出现症状，此种情况对人类有巨大的威胁，随着野生禽类的迁徙，人类中可能出现大规模疫情暴发。

➤ 区别三：症状有差异

人流感和人感染禽流感起病初期都可出现高热，体温高于39℃，伴有畏寒、寒战、全身肌肉酸痛、头痛、乏力等全身症状和咳嗽、咳痰、咽喉疼痛、鼻塞等局部症状，症状重者可以甚至可出现呼吸困难、意识障碍。但二者在疾病的病程和疾病的进展速度上存在差异。

人流感的症状多较轻，主要以鼻塞、流涕、咽喉部疼痛、咳嗽、咳痰等上呼吸道感染症状为主，轻者多于 1～2 周内自愈，重症病例较少，多为老年人，患有慢性肺部、心血管疾病的患者，长期使用免疫抑制剂等的患者，婴幼儿等。但人流感病毒发生变异后毒力可能增强，可以在没有基础疾病的患者中出现重症肺炎，但人流感的病死率远不及人感染禽流感高。

人感染禽流感的鼻塞、流涕等卡他样症状不明显，大部

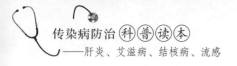

分患者的都有咳嗽、明显的呼吸困难症状，甚至出现休克、多器官功能衰竭等严重威胁患者生命的并发症，死亡率较高。

➢ **区别四：预防流程不同**

人流感病毒的特点是在人际间传播，与禽类无关，传播途径是经呼吸道和密切接触患者等方式传播的，现已有相应的流感病毒疫苗，人体接种流感疫苗后，机体免疫系统可产生针对流感病毒的抗体，可以降低患流感的概率，降低患重症流感的风险，从而降低死亡率，而不是百分之百不患流感。针对高危人群建议及时接种流感疫苗。

人感染禽流感病毒是禽流感变异后出现的某些毒株，这些毒株具备从禽类跨种属传播给人类的特点，目前暂未发现有效的病毒疫苗，为了预防人感染禽流感病毒的传播，需要监测和控制禽类动物中的流感疫情，对家禽肉类市场的检验检疫工作严格把关，一旦发现高致病性禽流感疫情，其区域内的所有家禽需要采取控制性捕杀，掩埋无害化处理，对疫区进行严格消毒灭菌。此外有研究表明，在人感染禽流感疫情期间，及时关闭活禽市场能大幅降低新增人感染禽流感发病的病例人数，可短期内控制疫情。而新加坡自从 2003 年关闭活禽市场后，此后再未出现新增人感染禽流感病例，提示永久关闭活禽市场可能是防控禽流感病毒最重要的措施。普通居民应尽量避免与活禽接触，禽类动物饲养人员加强自身的防护。老百姓购买禽肉制品应到正规的超市或禽肉市场购买，禽肉、蛋类高温煮熟后食用是安全的。

参考文献

[1] 严有望，李少安. WHO 确证的 H_5N_1 禽流感感染病例流行病学分析 [J]. 国际流行病学传染病学杂志，2007，(2)：82.

[2] 李明，冯录召，曹玉，等. 中国 2005～2013 年流感暴发疫情的流行病学特征分析 [J]. 中华流行病学杂志，2015，(7)：705 –708.

[3] 郭燕燕，张杰. 禽流感病毒的传播、致病机制及其防治 [J]. 大科技，2017，(26)：248 – 249.

[4] 闫铁成，肖丹，王波，等. 中国大陆 130 例人感染 H_7N_9 禽流感病例流行病学特征分析 [J]. 中华疾病控制杂志，2013，(8)：651 – 654.

[5] 李倩，田明，马月霞，等. 甲型 H_1N_1 流感重症病例肺部病理损伤研究进展 [J]. 国际病毒学杂志，2013，(2)：85 – 89.

[6] 李靖，刘伯华，祝庆余. 禽流感病毒跨种属感染人的机制研究进展 [J]. 微生物学通报，2005，(3)：121 – 124.

[7] 杜建，岳淑敏，谢忠尧，等. 医用防护口罩防护效率及佩戴时间的研究 [J]. 中国防痨杂志，2012，(10)：633 – 636.

[8] 唐久青. 科学防治禽流感 [J]. 兽医导刊，2007，(11)：60.

[9] 吕琦，鲍琳琳，许黎黎，等. 季节性流感疫苗免疫血清与 H_7N_9 禽流感病毒交叉反应 [J]. 中国比较医学杂志，2014，(1)：59 – 61.

[10] 杨永弘. 流感的预防 [J]. 中华儿科杂志，2002，(10)：577 –578.

[11] 王琦梅，刘社兰，陈恩富. 人感染 H_7N_9 禽流感流行病学研究进展 [J]. 中华预防医学杂志，2017，(2)：183 – 187.

[12] 刘涛，祝光湖，张兵，等. 我国活禽交易市场休市对人感染 H_7N_9 禽流感流行的影响 [J]. 中华流行病学杂志，2017，

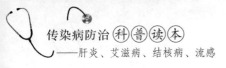

(12)：1716 – 1718.

［13］卫生部流行性感冒诊断与治疗指南编撰专家组. 流行性感冒诊断与治疗指南（2011 年版）［J］. 中华结核和呼吸杂志，2011，34（10）：725 – 734.

［14］沈洪兵，齐秀英. 流行病学［M］. 第 8 版. 北京：人民卫生出版社，2013.